O Poder Oculto das Ervas
Alquimia Ancestral

Carlos Ramon S. Carneiro

O Poder Oculto das Ervas
Alquimia Ancestral

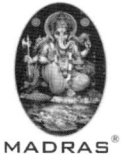

MADRAS®

© 2025, Madras Editora Ltda.

Editor:
Wagner Veneziani Costa *(in memoriam)*

Produção e Capa:
Equipe Técnica Madras

Revisão:
Ana Paula Luccisano
Jerônimo Feitosa
Neuza Rosa

Dados Internacionais de Catalogação na Publicação (CIP)
(Câmara Brasileira do Livro, SP, Brasil)

Carneiro, Carlos Ramon S.
O poder oculto das ervas : alquimia ancestral / Carlos Ramon S. Carneiro. -- São Paulo, SP : Madras, 2025.
4 ed.

ISBN 978-65-5620-048-4

1. Ciências ocultas 2. Ervas - Uso terapêutico 3. Esoterismo 4. Medicina alternativa I. Título.

Índices para catálogo sistemático:
1. Ervas : Ciências ocultas 133.43
Eliete Marques da Silva - Bibliotecária - CRB-8/93 80

22-119937　　　　　　　　　　　　　　　　　　CDD-133.43

É proibida a reprodução total ou parcial desta obra, de qualquer forma ou por qualquer meio eletrônico, mecânico, inclusive por meio de processos xerográficos, incluindo ainda o uso da internet, sem a permissão expressa da Madras Editora, na pessoa de seu editor (Lei nº 9.610, de 19/2/1998).

Todos os direitos desta edição reservados pela

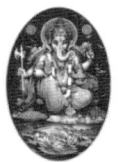

MADRAS EDITORA LTDA.
Rua Paulo Gonçalves, 88 — Santana
CEP: 02403-020 — São Paulo/SP
Tel.: (11) 2281-5555 — 📱 (11) 98128-7754
www.madras.com.br

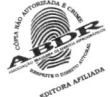

"*O coração fala.*" (Caboclo Ubiratã)
"*Tudo começou com a pureza de uma criança, minha filha, que veio trazer todo este mundo de luz para mim. Eu era apenas um garoto de 17 anos que não sabia por onde começar a criá-la, mas a Espiritualidade sabia. E uma criança trouxe o ensinamento de que preciso e de que ainda precisarei. Trouxe o começo de uma criatividade, de um amor sem igual, a verdadeira paixão que todos buscam. Por isso, a força de uma criança, de um Erê, é uma das luzes das nossas vidas. A criança é e foi onde tudo começou. Deus e a Natureza falam conosco a todo momento, basta querermos ouvi-los.*"

Carlos Ramon S. Carneiro.

Sobre o Autor

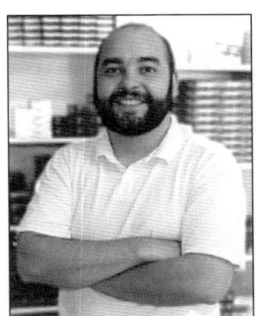

Este livro vem acontecendo com a ajuda do Astral Superior, de Guias e Mentores que me acompanham. Existem ainda outros tantos inúmeros que auxiliam mesmo eu não tendo ideia, pois não se manifestam, trabalhando apenas no Astral, dando todo o suporte para aqueles que vemos e temos contato. *Lembrando que não cai uma folha de uma árvore sem que Deus permita.* É uma obra que me ajudou, e continuará sempre a ajudar todo aquele que pretende sempre se conectar com a Mãe Natureza, nossa querida Jurema, com o Reino do Conhecimento, belo e grande Reino Vegetal.

Antes de dizer a você, leitor, o porquê deste livro, vou contar um pouquinho da minha história para mostrar como vim parar estudando e me conectando com as plantas, com a força da Nossa Mãe Natureza. E como a Vida, Deus, Orixás, Nossos Guias nos levam para o nosso verdadeiro caminho, já que às vezes acabamos nos perdendo nas andanças da vida. Vamos lá, então?

Meu nome é Carlos Ramon Souza Carneiro, mas todos me conhecem como Ramon. Nasci em uma família simples, de berço católico, em uma cidade bem pequena no interior do Paraná, chamada Piraí do Sul. Parte da minha família paterna tem um lado mais rústico, veio da roça, de onde acredito vir o amor pela terra, pelos animais e pela lida. Uma família que tinha e até hoje tem a lida com a terra. Do lado da minha mãe, uma família de professores, de onde vem meu aspecto contestador e de sempre querer saber os porquês da vida. Ambos me passaram uma perspectiva e visão de mundo, me transformando e me ajudando a crescer a cada dia.

Apesar de ter nascido em berço católico, vivíamos em uma cidade pequena, por isso sempre veio do lado de meu pai me levar a benzedeiras e curandeiras, porque eu era uma criança muito agitada. Meu pai, minha mãe, minhas avós e meu querido tio César se revezavam para cuidar de mim, pois acabei trocando o dia pela noite. Passei praticamente três a quatro meses não dormindo e chorando feito um maluquinho, acordando toda a vizinhança, época em que meu tio saía da sua casa para me colocar em seus braços e ajudar a me acalmar. Meu tio, hoje, está fazendo parte das estrelinhas lá do céu, mas sempre o terei em meu coração.

Por esse motivo, tudo que indicavam, meus pais faziam, na tentativa de me acalmar. Benzedeiras, simpatias, tudo que é mironga, apesar de eles não usarem esse nome. Eu ri agora com isso.

Fui crescendo com problemas respiratórios, por isso continuavam, além dos médicos, a frequentar centros espíritas, benzedeiras, pois é parte da cultura inserida na região. A cultura do brasileiro é essa mistura, e temos o privilégio de ir à missa aos domingos, aos sábados, a terreiros, e às sextas, à mesa kardecista. Por isso, hoje fico imaginando que é esse o porquê de a Umbanda dar tão certo no território brasileiro e em mim, motivo pelo qual sou muito grato.

Nesse contexto, eu era um "menino da cidade", mas também um "menino do interior". Passava a semana na cidade, estudando, e nos finais de semana íamos à chácara de meu tio e de meu bisavô para mexer com os animais, ou apenas andar no mato, comer jabuticaba, laranja, mexerica, catar pinhão no pé e, depois, voltar para casa com uma "sacolada" para distribuir a todos. Era uma época da qual me lembro como se fosse hoje, os gritos, o berro com a "boiada", as mentiras dos meus tios contadas, as risadas, as broncas do meu pai gritando e dizendo que eu estava fazendo cagada, os esfregões dos bois nos "machões" que tentavam laçá-los para vacinar, capar e curar bicheira. Apesar de eu ter nascido em 1989, Piraí do Sul era uma cidade muito pequena, e tudo era rústico, a lida no campo era da forma tradicional. E, mais uma vez, sou muito grato por ter passado por isso.

Com meus 7 anos, acabei desenvolvendo uma urticária que nenhum médico da época sabia relatar o que era. Uns diziam que era alergia a pelo de animais, outros falavam que era alergia à grama, pois eu andava e rolava no mato sem nenhum problema. Essa alergia começou depois que tive uma professora de português que pegava muito no meu pé; ela gritava, apertava meu braço e me chamava de burro. Hoje, sei que essa alergia veio de fundo emocional. Com o tempo, ela foi diminuindo como a bronquite/asma que me aterrorizavam. Eu era um menino com dificuldades de aprendizado nos meus primeiros anos de escola, não sei dizer o porquê, mas depois desses acontecidos, eu, mesmo pequeno, comecei a me dedicar para que não precisasse passar mais por tais aporrinhações.

Com o tempo, a vida moderna foi se tornando mais interessante. Entrei na adolescência, estudos, primeira namoradinha, tudo era novo, tudo era festa com os amigos, e isso foi me desviando da mata e da querida Mãe Jurema. Porém, quando sobrava um tempinho, lá estava eu a ajudar meu pai. E novamente um filme se passa em minha cabeça.

Obrigações, minha mãe e meu pai diziam sempre que deveria me esforçar, estudar para ter uma vida melhor. Ao mesmo tempo que estudava, ajudava na empresa de meu pai, desde os 9 anos de idade, montando pastas da papelaria e, mais tarde, auxiliando nas distribuições de revistas. "Porque se fosse querer alguma coisa, você tem que ir buscar " – era o que meu pai e minha mãe viviam falando para mim e meu irmão.

Meus pais se separaram, não lembro ao certo a época; foi uma fase difícil. Eu, por ser o irmão mais velho de quatro, achava que poderia ajudar, mas, enfim, a vida foi se desenrolando nas idas e vindas. As idas à chácara começaram a se tornar raras e a dedicação aos estudos era cada vez maior. Tornei-me um bom aluno, apesar de lá atrás ter sido meio devagar, pensava em fazer Medicina e comecei a estudar para tal. Ao mesmo tempo, trabalhava para conseguir meu dinheiro para sair com os amigos e ter um pouquinho de independência.

No terceiro ano do ensino médio, veio um dos maiores presentes da minha vida. Eu tinha apenas 17 anos e acabei sabendo que iria ser pai. Nesse instante um menino, que não tinha absoluta certeza de nada, tinha de falar para seus pais que vinha um bebê por aí. Quando fui falar isso para meus pais, veio a mesma lição: "Filho, é uma coisa tão excepcional, mas construa a sua vida primeiro, as coisas agora estão difíceis, para que você não se bata na vida". Era a informação que eles me passavam, pois também foram pais jovens, sabiam que o fardo seria pesado, e como bons pais não queriam a dificuldade que eles atravessaram para seus filhos. Mas Deus sabia o porquê daquilo. Minha querida filha veio para dar um norte para a minha vida e trazer responsabilidades de que eu precisava naquele momento, mostrando o caminho que deveria seguir. O espírito é eterno, e com certeza esse amor a trouxe aqui, por uma escolha dela, para me colocar nos trilhos. Hoje sou muito grato a tudo isso.

A vontade de fazer Medicina foi trocada por alguma profissão da área da saúde, que não sabia qual era. E em um belo dia antes das inscrições do vestibular, um amigo falou: "Ramon, por que você não faz Farmácia? É da área da saúde e acho que você vai curtir". Então, acabei fazendo o vestibular para Farmácia, passei, e no ano seguinte comecei a cursar.

Dia 22 de fevereiro de 2007, minha filha com 10 dias de vida, comecei o curso de Farmácia na Universidade Estadual de Ponta Grossa (UEPG). Tive várias aulas de Farmacognosia, Fitoquímica, dentre outras, mas como a maioria das pessoas, estudava aquelas matérias e não dava tanta importância. Apesar de que, quando olhava aquelas plantas, alguma coisa me agradava. Aprendi a reconhecer algumas delas que nunca esqueci, mas a preocupação naquela época era: Química Orgânica, Físico-química, Química Farmacêutica (terrível QF), Farmacologia e tantas outras. A Fitoterapia foi deixada de lado, e assim foi até o final do curso.

    Vocês repararam que a parte de espiritualidade de minha vida foi mais intensa apenas nos primeiros anos. Logo em seguida, foi sendo deixada de lado até ser esquecida por completo. Comecei a desacreditar em Deus, por vários motivos que não preciso relatar aqui. Duvidava, e simplesmente resolvi colocar a venda da ilusão e da ignorância e não dar seguimento à minha vida espiritual. Dedicava-me com afinco à simples vida material, e achava que se realmente trabalhasse duro por longos períodos, iria ser um cara bem-sucedido, próspero, com bastante dinheiro. A ilusão e o ego começaram a tomar parte da minha vida, logo que me formei. Não falei, mas existiam várias vozes em minha cabeça que em primeiro momento, achava que era eu conversando comigo mesmo. Em seguida, elas começaram a se tornar mais recorrentes, problemas de ansiedade e nervosismo começaram a aflorar.

    As vozes continuavam sempre em minha cabeça, mas não sei como consegui conviver e até mesmo nem dar bola para elas por um bom tempo.

    Em 2012, resolvi montar minha farmácia, pequena e de bairro, apenas eu trabalhando. E isso foi um marco para mim, porque com a vontade de crescer e ter as coisas, a ansiedade e as preocupações começaram a aflorar novamente, as vozes mais uma vez começaram a me incomodar. Mesmo com tudo isso, pensei que era besteira, que iria conseguir ir em frente e tudo iria melhorar. Minha sorte foi que nesse momento tinha outro anjo da guarda encarnado, além da minha filha que estava crescendo a cada dia. Uma mulher fantástica, tive a maior felicidade do mundo de me relacionar com ela, minha esposa Aline. Estava sempre disposta ao meu lado, me apoiando e sendo o porto seguro de que precisava.

    A rotina como empresário nunca foi fácil, sempre vendendo hoje para pagar os boletos de amanhã. E eu, como sempre questionando, comecei a achar que as coisas não são apenas daqui, que deveria ter mais algum sentido. Não lembro ao certo, mesmo sem frequentar qualquer religião e nenhum tipo de espiritualidade, mas comecei a ler as obras de Allan Kardec por conta própria, porque sempre achei que conseguiria entender sozinho.

A ansiedade ainda tomava conta de minha vida, queria tudo para ontem, passava mal e as vozes continuavam ali na minha cabeça, apesar de estarem controladas. Em 2015, achei que deveria mudar o local da farmácia, para tentar alcançar um maior número de clientes, talvez fosse isso que estivesse precisando. Tentei mudar para dentro de um mercado na região de Ponta Grossa, tentei de todas as formas possíveis, mas sempre aparecia algo que não dava certo, desde um detalhe de falta de documento até uma verba para começar a obra interna da loja não ser liberada no momento que deveria, e por cansaço desisti, depois de quatro meses tentando.

Uns dias depois de desistir de me mudar, um vendedor amigo falou sobre um lugar bacana. Ele passou no local, tirou fotos e me mostrou, e em uma das imagens parecia que eu já tinha visto aquele local, então resolvi mudar. Fui negociar o aluguel e tudo se resolveu em dez dias, como um passe de mágica: documentação do aluguel e o dinheiro para instalação que saiu no banco. Tudo aconteceu como se estivesse jogando Tetris. Novamente, ri aqui escrevendo.

Mudei, continuei lendo as obras de Kardec, mesmo assim não aceitando muito a opinião dos outros. As coisas, apesar de terem mudado, não melhoravam, ainda era a velha história de vender hoje para pagar amanhã. Fui assaltado fechando a farmácia, colocaram uma pistola na minha cara, e nessa primeira vez escutei uma voz nítida em minha cabeça, falando para não deixar que os assaltantes me levassem para dentro da farmácia. Nisso, acabei reagindo instintivamente e fugindo, sendo que havia pessoas passando e ninguém fez nada.

Com esse acontecimento, com a voz mais nítida, com a dor de não conseguir prosperar, não conseguindo lidar com essas vozes e minhas emoções, comecei a frequentar um Centro Kardecista. Não gosto de falar assim, mas acho que é o modo mais fácil de compreender. Minhas emoções começaram a trabalhar, passei a ficar um pouco mais calmo, mesmo que nada ainda se resolvesse.

Para manter a farmácia e equilibrar as contas, trabalhava todas as sextas-feiras como porteiro em um bar. Trabalhava de dia na farmácia e à noite no bar. Trabalhei por 12 meses e depois comecei a frequentar o bar como cliente, por mais uns dois anos. Depois disso, eu e meu grande amigo e sócio Jean (que era garçom no bar) compramos o estabelecimento fiado e todo parcelado. E ainda não sei como isso aconteceu de verdade.

Quando compramos, por algum motivo achamos que deveríamos benzer o bar. Apesar de eu estar frequentando um Centro Kardecista, ainda andava meio desconfiado de tudo. Mas, dois grandes amigos, Ana e Bruno, já frequentavam um Terreiro de Umbanda. Ana era sogra de Jean e Bruno, cunhado, sim, tudo em família, e estou muito feliz por isso. Jean, que tinha um pouco mais de tranquilidade com relação à espiritualidade, chamou Ana para realizar o benzimento.

Essa parte, para mim, é uma das mais engraçadas, porque quando pensei que ela iria benzer o bar com Bruno, a primeira coisa que veio em minha cabeça, foi ambos com um galho de arruda na mão, ou água benta, benzendo o local. Lembro que no dia 5 de fevereiro de 2018, eu, Jean, Ana, Leticia (esposa do Jean) e Aline (minha esposa) estávamos organizando o bar para abrirmos na segunda-feira, quando chegou o Bruno com um chapeuzinho panamá branco, com uma fita vermelha e vestido de branco. Nesse momento, pensei: "Agora a coisa ficou séria". Nesse exato dia, foi a primeira vez que me lembro conscientemente de ter contato com um Mestre de Luz em terra, chamado Zé Pilintra das Almas, que, por "coincidência", é um Mestre Juremeiro Catimbó. Mesmo assim, ainda estava desconcertado e sem entender o do porquê do uso do álcool e do fumo.

Foi uma das experiências mais mágicas que tive e, novamente, de surpresa. Então, depois de alguns meses, mesmo frequentando o Centro Espírita, ainda faltava algo. A ansiedade não diminuía, eu só reclamava e passava horas ou dias bravo com a vida. Conversei com Bruno, e ele me orientou a ir ao Terreiro que ele e Ana frequentavam. Juro, tentei ir umas sete vezes ou mais, e nunca dava certo, até que um dia aconteceu. Era uma quarta-feira, tinha gira de malandros, mais uma coincidência, e consegui falar com Seu Zé de novo. Não lembro exatamente o que ele falou, porque estava tentando entender tudo aquilo. Nesse mesmo dia, conversei com outros Guias, Senhor Tiriri, Dona Figueira, Senhor Pimenta, que são verdadeiros Mestres, sou grato eternamente a cada um deles.

A partir disso me apaixonei pela Umbanda, entrei para a Corrente Mediúnica do Terreiro e vi muitas curas acontecerem com o uso de plantas em banhos, chás, compressas, firmezas, utilizando frutas e ervas. A maestria de uma folha de samambaia sendo manipulada por um Caboclo, aquele galhinho de arruda sendo utilizado pelo Preto-Velho, a fumaça do cachimbo dos Vovôs e Vovozinhas que acalmavam o ambiente. Exu e Pombagira manipulando o álcool como verdadeiros alquimistas, mostrando serem Mestres da Magia e da Lei.

Trabalhando em farmácia, conhecia medicamentos para todos os tipos de doenças e feridas, e no Terreiro de Umbanda a cura se encontrava na erva, na planta, que na época de faculdade desprezei tanto achando que era charlatanismo. E, em um belo dia, o Senhor Capitão das Conchas, um grande Marinheiro que acompanha Bruno, me deu autorização, pedindo que eu montasse uma apostila, um curso, falando sobre plantas, da parte energética e da parte fitoterápica.

Estudei, montei a apostila, e deixei o Terreiro que frequentei por três anos mágicos na minha vida. Sou muito grato a tudo que lá aprendi, com muito amor de todos os Guias e Mentores presentes. Bruno, esse grande amigo, saiu para montar seu Terreiro, o Terreiro de Umbanda Esperança Sagrada (T.U.E.S), e com ele o Educandário Umbandista, no qual tive o privilégio de montar o primeiro curso, falando sobre energia e a medicina das plantas. O curso levou seu primeiro nome, "Treinamento em Plantas Medicinais", sendo primeiro passo para começar a montar este livro, *O Poder Oculto das Ervas Alquimia Ancestral*. Tudo começou com o autoconhecimento, com o poder e cheiro das ervas, e a vontade de retirarmos a venda da ignorância e do fanatismo dos olhos das pessoas.

Eu disse tudo isso e dei essa volta em minha vida, mesmo não falando tudo, porque senão ficaria muito extenso. Mas quis pontuar alguns acontecimentos apenas para mostrar como a espiritualidade, nossos Guias, Nossos Mentores, Deus e nosso Anjo da Guarda e nosso Espírito nos guiam sem nem percebermos. Hoje, tenho essa consciência, minha filha nasceu para me trazer responsabilidades, para que eu abandonasse a ideia de ser médico e ir embora, saindo ainda mais do caminho que escolhi antes de vir a este mundo. Fiz Farmácia, entrei em contato novamente com as plantas e conheci uma pessoa tão especial, que é a Aline. A Farmácia me deu o embasamento científico para entender por que as plantas curam a matéria, trabalhei em farmácia para aprender e ver como realmente funciona a indústria do medicamento e da doença. A farmácia mudou-se para perto de um Centro Kardecista para que eu pudesse começar a mexer na minha espiritualidade, as vozes na minha cabeça não eram apenas minhas, ou psicose, mas tantos espíritos, que hoje sei por que estavam à minha volta. O bar, onde trabalhei de porteiro e comprei, não sei como trouxe o primeiro contato com a Umbanda conscientemente, com as curas realizadas pelas Entidades no Terreiro utilizando plantas, eu apenas decidi abrir meus olhos para poder ver e sentir com o coração.

O que venho dizer a todos, antes de começarem a entrar neste mundo verde e cheio de conhecimento, é que a Natureza, as plantas, os animais, o ar, tudo fala, a vida da gente fala. O silêncio nos ensina, basta ter força de vontade e querer ver tudo isso. Não é fácil, eu acabei indo me espiritualizar pela dor, mas fico pelo amor, pela felicidade de me reencontrar, e espero do fundo do meu coração que este livro ajude a curar e trazer o conforto que cada um procura. O autoconhecimento não é algo fácil de enxergar, e até mesmo sentir, eu mesmo acho que não me conheço o suficiente, mas estou aberto a enxergar e ver novas oportunidades. Olhar lá para fora e ver a vida, o mundo não é só isso que você enxerga, é muito mais. Sinta a brisa do vento refrescando sua pele, sinta o abraço de seu cachorro, sinta o cheiro de uma melissa, de uma hortelã, o cheiro da arruda, que traz a força dos Pretos-Velhos, o sabor amargo do boldo, que nos ensina a ter coragem para digerir as coisas da vida.

Este livro traz a *Alquimia Ancestral*, algo que a humanidade deixou de lado, embora nunca devesse ter deixado para trás, algo que não deveria ser segredo. Antes, tudo era transmitido de forma oral, mas com a bênção da Espiritualidade e a eternidade do Espírito, os grandes Xamãs e trabalhadores da Luz estão nos trazendo isso à tona novamente. Que a Luz do Conhecimento toque seu coração, como tocou o meu, que a força de Pai Oxóssi, que a força da Mãe Natureza nos impulsione sempre para a frente.

Tudo que venho falar neste livro não é inédito, já foi passado a várias pessoas. Mas é minha forma simples de ver a junção da Ciência e da Espiritualidade. A maneira de utilizar os terapêuticos conscientemente. A utilização altruísta da Energia do Reino Vegetal, que é o Reino do Conhecimento, abençoado e imantado nas forças de Pai Oxóssi e Mãe Obá, trazendo a sabedoria e as forças nativas do nosso planeta. Vamos da história da Fitoterapia, o porquê do ciclo da doença, a mudanças de paradigmas da sociedade para os tratamentos convencionais, bem como a energia e manipulação energética das plantas, conhecendo nossa Ancestralidade Vegetal.

Este livro não é para combater a ciência contemporânea, mas é uma forma de auxiliar nos tratamentos de saúde. Não devemos abandonar nossos medicamentos sem conhecimento médico-farmacêutico, porque isso seria burrice de nossa parte. Mas é um tratado para auxiliar no tratamento, abrangendo a Fitoterapia e a Energia Ancestral do Conhecimento. Fazer um sinergismo de ação, isto é, uma soma de atitudes para que nossa saúde seja cada vez melhor e nossa caixinha de medicamentos seja menor. Porque quanto menos medicamentos ingerimos, presumo que mais saúde e vitalidade temos.

Tomar medicamento de forma exacerbada é tão comum que todos achamos normal, mas não é. Normal é ter saúde. Vamos associar Ciência e Espiritualidade, enraizando nossos conhecimentos, somando para sermos melhores como pessoas e melhores de saúde.

Se um indivíduo comum como eu conseguiu ter acesso à Espiritualidade, isso mostra que basta ter olhos para querer ver, além da coragem para enfrentar nosso maior inimigo, nós mesmos, para tirar a venda da ignorância, ver nosso lado negativo e aprender a lidar com ele. Não se preocupando com o tempo, mas entendendo que a qualquer instante podemos ser melhores do que já fomos, cada um no seu momento. *A Espiritualidade não erra.*

Agradeço a Olorum, a todos os Orixás, Caboclos, Pretos e Pretas-Velhas, Exus, Pombagiras, Boiadeiros, Marinheiros, à nossa querida Jurema, a toda a força da Luz que não se apresentou, mas nos ajudou pelo simples Amor e pela Caridade. E a todos os conhecimentos adquiridos na faculdade de Farmácia, e pelos livros e noites de estudo para entender mais sobre plantas e ervas.

Tudo começou com a pureza de uma criança, minha filha, que veio trazer todo este mundo de luz para mim. Eu era apenas um garoto de 17 anos que não sabia por onde começar a criar uma filha, mas a Espiritualidade sabia. Uma criança trouxe o ensinamento de que preciso e de que vou continuar precisando. Trouxe o começo de uma criatividade, de um amor sem igual, a verdadeira paixão que todos buscam. Por isso a força de uma Criança, de um Erê, é uma das luzes em nossas vidas. Deus e a Natureza falam conosco a todo momento, basta querermos ouvir. A ela, meu muito obrigado, do fundo do coração: Gabi, você é a Luz mais brilhante em meu coração. Agradeço à minha esposa, Aline, que soube sempre estar ao meu lado me apoiando, e foi fazendo o curso de Farmácia que tive o privilégio de a conhecer, mais uma vez a Espiritualidade abrindo meus olhos e, principalmente, meu coração. A todos os meus familiares e amigos encarnados e desencarnados que auxiliaram nesse processo, um muito obrigado.

E vamos nos enraizar agora na força do Conhecimento. Axé!

Carlos Ramon Souza Carneiro

Índice

Prefácio 25
Introdução 27
Fitoterapia 31
    Tratamento fitoterápico 34
Poder Oculto das Ervas 39
    Um pouco de história da Magia e Religião 40
História da Medicina Contemporânea e
Natural pelo Mundo 44
    Rompendo com as origens mágicas 44
    Casos desesperados pedem medidas desesperadas 48
    Laboratório *versus* Natureza 49
    A partir do século XX – a revolução
    nos tratamentos médicos 51
O Poder Ancestral 55
Presente Divino 56
    Saúde e emoções 57
    Comunicação da matéria com o Espírito 59
Os Orixás e as Sete Vibrações Divinas 62
Alquimia Ancestral 64
    Concentradoras e expansoras 65
    O uso do sal grosso 69
    Carvão vegetal 69

Observações Importantes 71
Alquimia Ancestral – O Reino Vegetal 74
Plantas Concentradoras 75
    Alho 75
    Amora-preta 76
    Aroeira 77
    Arruda 78
    Bardana 80
    Cardo-de-nossa-senhora 81
    Cáscara-sagrada 82
    Castanha-da-índia 83
    Catinga-de-mulata 84
    Cavalinha 85
    Cebola 86
    Cipó-milomi 87
    Cipreste 88
    Comigo-ninguém-pode 89
    Confrei 90
    Dracena-roxa 91
    Espada-de-santa-bárbara 91
    Espada-de-são-jorge 92
    Espinheira-santa 93
    Eucalipto 94
    Ginkgo 95
    Guiné 96
    Hera 98
    Mamona 98
    Noz-moscada 99
    Oliveira 100
    Picão 101
    Pimenta-caiena e pimenta-malagueta
    (Pimentas vermelhas) 102

Pimenta-do-reino 103
Quebra-demanda 104
Ruibarbo 105
Sabugueiro 106
Sene 107
Tabaco 108
Urtiga 109
Uva 110
Cipó-mariri 113
Chacrona 113
Jurema-preta 114
Plantas Expansoras 115
Abacateiro 115
Abacaxi 116
Aipo 116
Alecrim 117
Alfazema 119
Anis-estrelado 120
Artemísia 121
Aspargo 122
Assa-peixe 123
Avenca 124
Babosa 125
Barba-de-velho 125
Boldo-do-chile 127
Boldo-de-jardim 127
Café 128
Cálamo aromático 129
Calêndula 130
Camomila 131
Cana-do-brejo 131
Canela 131

Campim-limão 133
Cerejeira 134
Cipó-de-cabloco 136
Coentro 137
Colônia 138
Cravo-da-índia 139
Dente-de-leão 140
Endro 141
Erva-cidreira (melissa) 142
Erva-de-são-cristóvão 143
Erva-de-são-joão 144
Erva-doce 145
Erva-mate 146
Framboesa 147
Funcho 148
Gengibre 149
Ginseng e ginseng-brasileiro 150
Girassol 150
Hibisco 151
Hortelãs ou mentas 152
    Hortelã-pimenta 153
Levante 154
Poejo 155
Jabuticabeira 156
Jasmim 157
Lágrima-de-nossa-senhora 158
Laranja 159
Limão 160
Losna 161
Louro 162
Lúpulo 163
Macela-do-campo 164
Malva-branca 164

Malva-silvestre 165
Manga 166
Manjericão 167
Manjerona 168
Maracujá 170
Milho 171
Mil-folhas 171
Mirtilo 172
Morango 173
Peregum-verde ou peregum-verde-e-amarelo 174
Pêssego 175
Pitangueira 176
Quebra-pedra 177
Romã 178
Rosa 179
Sálvia 180
Samambaia 181
Sete-sangrias 182
Tanchagem 183
Valeriana 184
Violeta 185
Como Utilizar a Alquimia Ancestral 187
Cultivo, Colheita e Secagem 190
    Secagem e armazenamento 192
    Colheita 192
    As fases da Lua 193
Preparações 195
    Utilização da água 196
    Utilização do óleo 197
    Utilização de álcool (tinturas) 198
    Compressas e cataplasmas 199

O Fumo 199
Teorias Médicas pelos Continentes 202
    Europa 202
        Teoria dos Humores.. 202
    Índia e Oriente Médio 204
    China e Japão... 206
    África 208
    Oceania... 210
    América do Norte e Central 211
    América do Sul.. 213
Considerações Finais e Agradecimentos..................................... 215
Bibliografia 219

Prefácio

Esta é uma obra que traz um resgate de conhecimentos perdidos, esquecidos e ignorados por várias gerações, mas que agora retornam à tona pelas mãos do grande Alquimista Ancestral, Carlos Ramon Carneiro!

Estou certo de que esta será uma leitura leve para quem busca o raso, e profunda há quem quiser mergulhar nos mistérios das plantas medicinais. Várias questões históricas da medicina natural foram desbravadas pelo autor que, diga-se de passagem, também é farmacêutico, Umbandista e, principalmente, um grande amigo.

É a ciência e a magia agindo no mundo por meio destas páginas. Tenha o devido respeito e consideração por esses ensinamentos. Certamente irão salvar e curar muitas vidas, quem sabe, até mesmo a sua.

Bruno dos Santos Grube – Sacerdote de Umbanda.

O nascimento de *O Poder Oculto das Ervas – Alquimia Ancestral*, em minha opinião, conflui e sedimenta o renascimento do próprio autor. Conheço o Ramon, meu marido, há muitos anos, e tive a chance de vivenciar toda a sua transformação após seu contato com a Umbanda, que lhe proporcionou essa reconexão com o mundo das plantas, consigo mesmo e com o Sagrado. Quem conhece o Ramon sabe o quanto esse sonho é importante para ele, e quanto Amor, Fé, dedicação, estudo e experiência ele alcançou para que estas palavras pudessem chegar em suas mãos.

Este livro é um resgate de toda uma sabedoria ancestral – dos nossos ancestrais, de diversas culturas, de diferentes tempos – que conseguiu sobreviver até hoje, a qual, com a ajuda de tantos seres de luz, pôde ser materializada. A obra é a união da Ciência e do Divino. De forma simples, sem enrolação, mas cheio de Amor.

Deixe a magia e a sabedoria das plantas envolvê-lo.

Aline Coelho de Andrade Souza.

"As religiões têm por objetivo a união, a ligação entre Deus e nós, fazendo a ponte para que consigamos a união. Além disso, a ponte parece não ser mais necessária, mas, na verdade, depois fazemos o caminho inverso para buscar e auxiliar nossos irmãos que precisam despertar a consciência e enxergar o mundo como ele é, com os olhos de Deus."

(Zé do Campo Boiadeiro)

Introdução

O Poder Oculto das Ervas – Alquimia Ancestral foi embasado em vários livros e autores, e na inspiração dos Mestres da Luz, Caboclos, Pretos-Velhos, Erês, Exus, Pombagiras e tantos outros que estão no astral ajudando a materializar um conhecimento antigo. Atualmente, esse conhecimento parece segredo e oculto, mas há milênios não era, e hoje por meio desses grandes trabalhadores do Astral está voltando.

Muitas pessoas estão querendo ter mais contato com a Natureza, e a vontade de se autoconhecer cada vez maior para poder superar seus próprios limites e ser uma versão melhor de si mesmas.

Por isso, criei um conceito que se chama *Saúde Plena*, a junção da Espiritualidade com a Ciência. Vem para trazer mais saúde e prosperidade a todas as pessoas dispostas a descortinar as vendas da ignorância, àqueles que querem ver e sentir que o mundo não é apenas esse emaranhado denso de matéria. A vida é algo belo; todos estamos ligados pela teia da querida Mãe Natureza e de nosso Deus, que gosto de chamar de Olorum, por eu aceitar e acreditar tão fortemente na Umbanda que transformou a minha vida.

A Organização Mundial da Saúde (OMS) diz que saúde é um estado completo de bem-estar físico, mental e social e não somente a ausência da doença. Eu vou mais além com o conceito de *Saúde Plena*, pois com a minha vivência de farmacêutico e umbandista, meus estudos sobre saúde e espiritualidade veem que saúde não é apenas isso, mas também o equilíbrio em todas as esferas da vida. A parte material representa nossa saúde física, financeira, social e tudo que está ligado à materialidade, porém deve haver equilíbrio em nossas emoções e em nossos sentimentos; o equilíbrio mental, com pensamentos ordenados e focados; e nosso equilíbrio espiritual, com a expansão do nosso contato com o Sagrado, nos auxiliando a sermos melhores e entendermos toda a nossa vida. Assim nos tornamos uma flecha reta, equilibrando as quatro esferas: **material, emocional, mental** e **espiritual**, nos ligando com o Sagrado e com o nosso Espírito, e com as bênçãos divinas, materializando nossos sonhos e mantendo a nossa saúde física.

Alinhando isso, com este livro você vai entender o uso fitoterapêutico de algumas plantas para auxiliar no tratamento e algumas doenças, e seu uso ritualístico para aprender a manipular o "poder oculto " das ervas, trazendo o Poder Vegetal para perto de si, estimulando e expandindo a vontade de aprender e curar-se.

O *Poder Oculto das Ervas – Alquimia Ancestral* não vem questionar ou muito menos fazer as pessoas largarem seus tratamentos convencionais, pois sabemos que isso é errado. Entendemos que todo o conhecimento sobre a Ciência em si também é algo Divino, e tem a permissão de nosso Pai e Mãe Maior. Compreendemos que os medicamentos são obras humanas, por sua vez, também são feitos divinos, sabendo que **não cai uma folha de uma árvore sem que Deus permita.**

Viemos com a proposta de sinergismo de ação, do tratamento contemporâneo (medicina que conhecemos hoje), Fitoterapia, com uso racional das ervas, e claro, com a *magia das plantas*. Sim, a magia das plantas, porque tudo que nos rodeia é mágico em sua essência, e podemos de forma altruísta manipular as energias naturais.

Com este livro, restabelecemos os conhecimentos ancestrais que eram passados antigamente por grandes Xamãs, Feiticeiros, Curandeiros, Quimbandas, Magos e Bruxos, de várias etnias do mundo todo. Tratando isso com o devido respeito e, claro, com o Amparo do Astral Superior e com simplicidade, para que todo o leitor, mesmo que seja leigo, comece a compreender um pouquinho esse *ReinoVegetal*.

Portanto, mais uma vez enfatizo que, mesmo com os conhecimentos aqui descritos, não se deve interromper jamais os tratamentos e o uso de medicamentos sem autorização médica. O que falamos neste livro não é algo novo, mas um resgate do *Poder das Plantas*, do Ancestral, com o intuito de nos conectarmos mais com o *Poder*

Positivo do Reino Vegetal. Este livro não esgota, muito menos é a verdade absoluta sobre plantas, tanto no uso medicinal fitoterapêutico quanto em seu uso energético. Existem vários autores e vertentes de estudos sobre plantas, que estão hoje nos rodeando e trazendo muito conhecimento. Entenda que isso é um conhecimento que nunca se acaba, e a cada dia aparecem coisas que estavam invisíveis ou ocultas, ou são novas. O conhecimento não tem fim, e a busca do saber é algo Divino e Eterno para o Espírito.

Existe uma variedade enorme de plantas com propriedades terapêuticas pelo mundo. Há uma estimativa de aproximadamente 250 a 500 mil espécies, que variam entre liquens e árvores gigantes, e apenas 5 mil foram estudadas profundamente. No Brasil, existe uma estimativa de 55 mil espécies de plantas, e há investigação e investimentos em apenas 0,4% da flora. Eu, particularmente, acho que o número de espécies e subespécies passa de 1 milhão, mesmo porque ainda existem locais que não foram explorados pelo homem contemporâneo. Digo o mesmo das plantas brasileiras, pois, principalmente aqui, há lugares, por exemplo, na floresta amazônica, que não foram explorados. Vejo isso como uma forma de preservação, tanto das espécies de plantas, como dos nativos da região, que ao meu ver não necessitam da nossa intromissão.

A vida vegetal é exuberante e carrega muitas curas para novas e velhas doenças da humanidade. Com isso, é importante atentar aos fatores ecológicos, uma vez que nem todas as pessoas têm à sua disposição florestas cheias das mais variadas ervas ao seu alcance. Faz-se necessário, no caso de colheita na Natureza, uma conscientização para evitar excessos e desmatamentos. Muitas espécies vegetais já foram extintas pela colheita intensiva. De nossa parte, incentivamos o cultivo e que não precisamos de ervas exóticas, mas, sim, das ervas que conseguimos ter à mão com facilidade. Se em nenhuma hipótese conseguir a erva fresca, então, pode-se apelar para as ervas secas das lojas de produtos naturais, e isso não tem nenhum problema no uso, tanto fitoterapêutico quanto na utilização mágico-religiosa.

As plantas são utilizadas como alimento e remédios há milênios. E com isso, digo: **"Nós somos aquilo que nosso corpo absorve, não só como alimentos, mas também como energia".**

"Enquanto o homem não tomar consciência da vida e mantiver equilibrado o âmbito material, espiritual, emocional e mental, ele não progredirá, ficará preso em sua mente paralisante e retrógrada, pensando apenas na materialidade."

(Exu do Ouro)

Fitoterapia

Mesmo com nossa tecnologia tão evoluída, ainda não conseguimos achar a cura de várias doenças que estão presentes no mundo, além do surgimento de novas enfermidades. E com tanta evolução, fica muito difícil imaginar e visualizar como eram a Medicina e os tratamentos há milhares de anos.

No passado, a cura das doenças era algo puramente holístico e mágico, dependia apenas de magia, misticismo e tradições orais. Mas entendemos também que a magia de ontem é a ciência de hoje, e tratamos Magia como Ciência, sem nenhum problema. E mesmo o ser humano tendo sua necessidade ritualística, compreendemos que Magia não precisa de religião, e que nem todos os problemas que temos, sejam eles de saúde, financeiros, de relacionamento, etc., são apenas materiais, não só espirituais. Tudo isso é um ciclo, e com certeza é retroalimentador, sendo um somatório de coisas que acontecem em várias esferas da nossa vida, que afetam nossa *Saúde Plena*.

Com isso, desde tempos mais remotos, as plantas eram utilizadas para tratar e curar doenças. Pasquale, em 1984, afirmou que *Fitoterapia é a terapêutica que utiliza os medicamentos, cujos constituintes ativos são plantas ou derivados vegetais, cuja origem está no conhecimento e no uso popular. As plantas utilizadas para esse fim são tradicionalmente denominadas medicinais.*

Fitoterapia é uma prática ancestral enraizada em várias culturas no mundo todo, senão em todas e no cotidiano do povo. A Ciência se apoiou nessas práticas milenares para começar a investigar os efeitos gerais das plantas, mas até hoje não conseguiu descobrir muito sobre isso. Acredito que será muito difícil saber tudo, primeiro pelos números que coloquei na introdução do livro, mostrando a quantidade de espécies que se estima existir no mundo, e porque estamos em constante movimento para a evolução, então poderão surgir mais e mais espécies. Além disso, é hipocrisia e soberba de nossa parte achar que vamos entender tudo, pois o Reino Vegetal é um Mistério Divino e o único que sabe tudo, sendo oniscientes e onipresentes Deus, Zambi, Tupã, Gaia, Olorum, El, Elohim, etc. Em segundo lugar, tudo o que escrevemos não é verdade absoluta, sabemos que, afirmando isso, não estamos ferindo e denigrindo o livre-arbítrio que também é um Mistério Divino. Esta obra é uma forma singela e de simples pensamento para auxiliar na cura e no desenvolvimento pessoal de cada um, como material de apoio, mas não verdade absoluta.

Segundo a Organização Mundial da Saúde (OMS), planta medicinal é toda aquela que, administrada ao homem ou animal, por qualquer via, exerce alguma ação farmacológica.

Isso mostra que as plantas, como os medicamentos, não criam formas de cura ou novos mecanismos de ação, mas agem de maneira química, alterando, modificando, potencializando e equilibrando mecanismos de ação já existentes em nosso organismo. Como diz aquele velho ditado, "nada se cria, tudo se transforma", pense isso também na forma energética.

Os medicamentos sintéticos mantêm a vida e combatem infecções em circunstâncias nas quais outros tratamentos teriam pouco efeito. Assim, também são como as técnicas e demais tecnologias médicas da nossa época, que ajudam e muito a ampliação de nossas expectativa de vida. Entretanto, apesar das tantas vantagens da Biomedicina convencional, a Fitoterapia também tem muito a oferecer. Por exemplo, com os antimicrobianos, que foram usados em larga escala, hoje, as bactérias estão resistentes a vários princípios ativos, mas as plantas podem auxiliar no combate a elas. Com isso, a fitoterapia vem auxiliando a combater essas infecções, já que estudos procuram isolar novos componentes ativos. Então, vemos que onde os medicamentos convencionais podem não atuar, a Fitoterapia pode, e onde a Fitoterapia não age, os medicamentos convencionais atuam, um complementando o outro.

Há menos de 70 anos não existiam remédios sintéticos disponíveis em qualquer esquina. Todos os tratamentos eram feitos à base de plantas locais e das possíveis combinações, auxiliando desde a cura de resfriados até malária. Nossa medicina contemporânea não tem 200 anos de idade, isso no momento em que escrevi este livro, meados de 2020, mostrando ainda mais que essa nossa visão de tratamento exclusivamente material é muito nova, recente e limitada.

A fitoterapia costuma complementar os tratamentos convencionais, tendo uma baixíssima taxa de efeitos colaterais, quando utilizada com sabedoria e responsabilidade. Ao contrário dos remédios convencionais, que isolam partes específicas das plantas, a fitoterapia dá grande valor ao uso das plantas por inteiro. Centenas ou até mesmo milhares de componentes químicos diferentes interagem de maneira tão complexa que é um erro achar que pode se entender o funcionamento de uma planta separando-a em partes. A planta inteira vale mais do que a soma de suas partes, não permitindo assim que seja reduzida a uma simples lista de componentes ativos. Ginkgo é um exemplo, uma das espécies mais antigas utilizada para o tratamento de problemas circulatórios, a utilização da planta completa melhora seu efeito terapêutico.

O corpo humano é mais adaptado ao tratamento fitoterápico que às substâncias químicas isoladas. Isso porque a linha divisória entre alimento e remédio nem sempre é clara, e porque acredito que a própria vida procura sua cura no sistema. Isso explica certa parte de nossa capacidade mais direcionada às plantas inteiras (centenas de anos nos alimentando de certas plantas). Vamos pegar três exemplos: o limão, o mamão e a cebola. Podemos dizer que esses três são tanto alimentos quanto remédios! Mas a capacidade de compreender especificamente a função para além da culinária e da nutrição, pegando a planta inteira, se dá pela fitoterapia, e ainda assim não os compreendemos por completo.

Em 2011, algumas pesquisas diziam que 25% de todos os medicamentos modernos eram derivados direta ou indiretamente de plantas medicinais pela aplicação das tecnologias farmacêuticas no conhecimento tradicional, para tentar melhorar a qualidade. Já na classe de medicamentos tumorais e antimicrobianos, essa porcentagem poderia chegar a 60%.

Então, com isso, vem o questionamento: por que não existem muitas pesquisas que utilizam diretamente a planta medicinal, já que seu uso é melhor que o de uma substância ativa isolada? Isso é simples de responder: plantas não são patenteadas nem geram lucros colossais para as grandes farmacêuticas do mundo, e vivemos em uma sociedade que prioriza a economia e o lucro, não a saúde e a vida. As pesquisas na área existem, mas são muito inferiores ao que se espera.

Tratamento fitoterápico

Antes de começarmos a falar sobre o tratamento em si e como a fitoterapia funciona, precisamos lembrar aquela frase de Paracelso, que foi um grande médico, alquimista, farmacêutico, boticário, feiticeiro, mago, bruxo, físico, astrólogo e químico da Antiguidade: "A diferença entre um remédio e um veneno é a dosagem".

Com essa frase, vemos que muitas plantas e medicamentos convencionais fazem seu papel de nos auxiliar nos tratamentos. Contudo, se utilizados de forma INCORRETA podem gerar um grande problema para nossa saúde, com sérios riscos à vida. E sabemos que algumas plantas não têm seu uso na fitoterapia por terem seus princípios ativos tóxicos, afetando em vários aspectos nosso corpo e podendo trazer problemas renais, hepáticos, abortivos e, claro, podendo levar ao coma e à morte.

Por isso, se você não tem certeza do seu uso, e se realmente é a planta que você acredita, seu uso interno (tomando chá, lavagem retal e vaginal, lavar olhos e boca) deve ser rejeitado, partindo para outro tipo de utilização, como mágico e/ou religioso. Falarei disso mais à frente, mas é um ponto no qual esta obra vai nos auxiliar, mostrando que, se não há como usá-la na fitoterapia, podemos pedir licença e utilizar seu *"poder oculto"*.

Assim, falo: *"Não é porque é natural, que não faz mal"*. O bom senso e o conhecimento nessa parte são interessantes. Não se utiliza na FITOTERAPIA plantas em formas de chá, tinturas, óleos para beber de maneira indiscriminada, como também os medicamentos alopáticos não devem ser usados desse modo, podendo haver problemas irreversíveis. Os problemas de intoxicação podem variar desde vômitos, diarreias, dores de cabeça, aumento ou diminuição da pressão arterial, alteração de batimentos cardíacos, problemas no fígado e no rim, perda de visão, desmaios, coma e até morte. **PORTANTO, CUIDADO, SE NÃO SABE, NÃO FAÇA E PEÇA AUXÍLIO A UM PROFISSIONAL.**

Logo, vemos que as plantas não são "pílulas milagrosas"; nem os medicamentos alopáticos são. Mas entendemos e sabemos que as plantas medicinais são, sim, remédios naturais e compostos por um ou vários princípios ativos que promovem diversos efeitos em nosso organismo.

Princípios ativos são os componentes químicos das plantas que promovem o efeito terapêutico conhecido. O efeito terapêutico da planta pode ser a ação de uma somatória de princípios ativos, ou um princípio ativo isolado pode produzir esse efeito. A planta pode ter um ou vários princípios ativos conhecidos, isolados e já estudados, ou desconhecidos e não catalogados. Vou falar rapidamente sobre os princípios ativos isolados e o efeito terapêutico de cada um. Na maioria das vezes, o efeito terapêutico da planta é mais intenso de que o princípio ativo isolado, pois a planta possui componentes químicos e faculdades medicinais e espirituais que não conhecemos.

O tratamento fitoterápico vai influenciar o sistema digestório, a respiração, a circulação, a cicatrização; terá efeito depurativo sanguíneo, vai estimular ou desestimular o sistema nervoso, endócrino e imunológico.

Os princípios ativos das plantas são:

Fenóis: são produzidos pelas plantas para protegê-las de infecções e de insetos. AAS (ácido acetilsalicílico) é derivado do ácido salicílico, que vem do salgueiro (*Salix alba*). Ele tem ação anti-inflamatória, antioxidante, antisséptica e antiviral. Muitos da família da hortelã contêm fenóis, o timol é um exemplo.

Óleos essenciais: um dos componentes medicinais mais importantes das plantas. Muito usado também na perfumaria. São moléculas grandes e voláteis, normalmente dão os cheiros característicos nas plantas. Têm ação antisséptica, antialérgica, anti-inflamatória, e funciona como repelente de insetos. Um exemplo é o camazuleno, óleo essencial da camomila. As resinas estão muito ligadas aos óleos essenciais, porque essas secreções das plantas têm grande concentração de óleo essencial, junto às mucilagens.

Flavonoides: são grandes compostos polifenólicos e podem variar para flavonas e isoflavonas, estando presentes em todas as plantas. Geralmente dão a coloração amarela ou branca em flores e frutos. Têm ação antioxidante, estimulam a circulação sanguínea. Alguns têm ação anti-inflamatória, antiviral e de proteção hepática, outros têm função estrogênica, podendo ser utilizados no tratamento da menopausa. Estão presentes, por exemplo, no limão e girassol.

Taninos: são substâncias polifenólicas adstringentes presentes em todas as plantas, em maior ou menor quantidade. A erva-mate é uma planta que possui uma grande quantidade de tanino. Os taninos têm capacidades de precipitar proteínas e adstringir tecidos, podendo ser utilizados para curtir couro. São excelentes cicatrizantes, servem para estancar sangramentos, controlar infecções e diminuir sintomas de diarreia e sangramentos uterinos.

Proantocianidinas: são polifenóis que estão relacionados com os taninos e os flavonoides. São os componentes que dão a pigmentação azul, roxa e vermelha nas plantas. Além de serem excelentes antioxidantes e auxiliam muito na circulação. Por exemplo: amora preta (*Rubus fruticosus*), moranguinho silvestre (*Fragaria vesca*) e framboesa (*Rubus idaeus*) são plantas com altas concentrações de proantocianidinas.

Cumarinas: são metabólitos secundários das plantas, muito utilizados em aromatizantes. As cumarinas têm vários efeitos, como melhora da circulação, reduzindo a viscosidade do sangue; podem auxiliar no combate a manchas na pele e têm ação diurética. Por exemplo: castanha-da-índia (*Aesculus hippocastanum*) é uma planta que tem alta concentração de cumarinas.

Saponinas: são princípios ativos que, em contato com a água, produzem espumas, por isso levam esse nome. Existem em duas formas: as esteroides, que são muito similares ao estrogênio e cortisol, auxiliando na reposição hormonal, sendo que, por meio delas, foram desenvolvidos os primeiros anticoncepcionais. A segunda forma são os triterpenos, que não têm tanta característica hormonal, mas são excelentes expectorantes e auxiliam na absorção de nutrientes. Por exemplo: Soja (*Glycine Max*), alcaçuz (*Glycyrrhiza glabra*), prímula (*Primula veris*) são plantas com altas concentrações de saponinas.

Antraquinonas: são componentes irritativos para o intestino grosso, sendo excelentes laxativos, causando contrações intestinais e auxiliando no amolecimento das fezes. Algumas plantas que têm antraquinonas são: ruibarbo (*Rheum palmatum*) e sene (*Cassia Senna*).

Glicosídeos cardíacos: são componentes que auxiliaram o desenvolvimento de vários medicamentos, como a digoxina e digitoxina, que agem na regulação do ritmo e força das contrações cardíacas. São excelentes diuréticos. Exemplo de planta que contem glicosídeos cardíacos é a dedaleira (*Digitalis purpuea*).

Glicosídeos cianogênicos: devem ser utilizados em pequenas doses, pois têm em sua base o cianeto (veneno). Se usados corretamente auxiliam na tosse seca (inibidor de tosse). Têm efeitos sedativos e anti-hipertensivos. Exemplo é o sabugueiro (*Sambucus nigra*).

Polissacarídeos: estão em todas as plantas, são moléculas de açúcar formadas em cadeias. Têm características viscosas, sendo excelentes para fazer gomas grudentas e gelatinosas, podendo ser conhecidas como mucilagens e gomas. São poderosos hidratantes e cicatrizantes, auxiliando também na modulação do sistema imunológico. Babosa (*Aloe vera*), linhaça (*Linum usitatissimum*) são exemplos.

Alcaloides: na sua maioria possuem um radical de nitrogênio ligado ($-NH_2$), que os tornam muito importantes medicinalmente; também são essenciais para o crescimento e desenvolvimento da planta. São altamente tóxicos, o que exige cuidado ao administrá-los em sua forma pura. Têm grandes efeitos anestésicos, analgésicos, sedativos, neurodepressores e psicoestimulantes; alguns exemplos: beladona (*Atropa belladonna*), papoula (*Papaver somniferum*) e a coca (*Erythroxylum coca*).

Glucosinolatos: se aplicados diretamente na pele, possuem efeito irritante, podendo formar inflamação e bolhas. Porém, auxiliam muito se aplicados corretamente em locais com artrose e problemas de inflamações articulares. Se ingeridos, possuem sabor forte e ardido. Plantas da família da mostarda, como rabanete (*Raphanus sativus*) e agrião (*Nasturtium officinale*) são exemplos.

Amargas: o próprio nome já diz o porquê de serem chamadas assim. Exemplo clássico é a losna (*Artemisia absinthium*). Esse sabor amargo faz com que as glândulas produzam secreções, por isso são excelentes desintoxicantes hepáticos, digestivos e abridores de apetites.

Vitaminas: auxiliam em vários processos em nosso organismo, como moduladores do sistema imunológico, processos hormonais e de cicatrização, coagulação. Exemplos são as rosas, nome cientifico *Rosa canina* (vitamina C), laranjas, *Citrus sinensis* (vitamina C), cenoura, *Daucus carota* (vitamina A – betacaroteno), agrião, *Nasturtium officinale*, (vitaminas do complexo B).

Minerais: são cofatores, iguais às vitaminas, utilizados em vários processos metabólicos em nosso organismo. Dente-de-leão (*Taraxacum officinale*) e agrião (*Nasturtium officinale*) são exemplos de altas concentrações de potássio.

"O Reino Vegetal é alimento, é cura, é conhecimento. Mas vai muito além de tudo isso, é um Mistério Divino."

NÃO É PORQUE É NATURAL QUE NÃO FAZ MAL NA FITOTERAPIA!"

Poder Oculto das Ervas

Começaremos a falar propriamente da Magia das plantas e de seu "Poder Oculto ", que, na verdade, não tem nada de oculto, simplesmente foi esquecido pela humanidade, pois muito foi transmitido de forma oral. Esse poder oculto nada mais é que a energia vital da planta. Eu, particularmente, gosto de chamar de *espírito vegetal*, que é a energia da vida que sempre esteve com ela. Com respeito, carinho, amor e bom senso, conseguimos manipular e transformar isso em nossas vidas de forma positiva. Desse modo, vamos definir alguns termos, como religião, ciência e magia.

Religião: é o ato de religar com Deus, no qual eu coloco minha fé, dentro de uma ritualística, rito, que ajuda nessa ligação, na comunhão com o Divino. As plantas em si e todas as suas partes eram historicamente utilizadas em vários rituais de religiões para ajudar o coletivo nessa ligação com o Sagrado.

Ciência: é o conhecimento aprofundado de algo em virtude da observação, pesquisa, identificação de fenômenos ou fatos racionalmente. Aqui, por excelência, vamos falar das plantas. Portanto, sabemos que elas já são usadas por nós de várias formas, principalmente na forma terapêutica medicinal de tratamento do corpo, de doenças e também muito antes, de forma mágica. Logo, em razão de vários anos de experimentação, seja popular, seja religiosa, ou no âmbito médico com pesquisas científicas, sabemos que as plantas servem para o tratamento de várias doenças e transtornos de saúde, mentais e emocionais.

Magia: *"Magia é ato de evocar poderes e Mistérios Divinos e colocá-los em ação, beneficiando a nós ou aos nossos semelhantes".*

"Magia é o ato de ativar ou desativar Mistérios de Deus." "Magia é manipulação Mental, Energética, Elemental e Natural de Mistérios Divinos." "Magia é o ato de, a partir de um ritual evocatório específico, ativar energias e mistérios que, só assim, são colocados em ação." "Magia é um procedimento paralelo aos procedimentos religiosos ou é parte deles." Essas citações são várias formas de descrever magia, e todas estão corretas. Penso que procedimentos mágicos ou magia são as formas de manipular forças, elementos e colocá-los em ação; usar Poderes e Mistérios, do Mundo Espiritual, do Mundo Astral, Natural e Divino para mudar algo. Especificamente neste livro, vamos acessar a força dos Vegetais e da nossa querida Mãe Jurema. Portanto, é uma ciência relacionada com a Espiritualidade, podendo ou não estar associada com a religião. Um praticante de Magia pode ser de qualquer religião.

A Magia é utilizada de forma declarada ou não por todas as religiões.

Um pouco de história da Magia e Religião

Desde os tempos mais remotos, as plantas eram essenciais ao tratamento de doenças, rituais de magia e religiosos no mundo todo. Em túmulos iraquianos de 60 mil anos de idade, foram encontradas oito plantas medicinais, a exemplo da éfedra (*Ephedra sinica*). Isso mostra que plantas nos túmulos possuíam também um significado "sobrenatural", além do poder medicinal.

Aristóteles dizia que as plantas possuem uma pequena psique, mas de menor importância que a dos humanos.

No Velho Testamento temos a presença de Moisés, e nas suas passagens, vemos muito a utilização de magia. Moisés pesquisava a cultura egípcia e estudou também com Jetro. Em seguida, ele volta para o povo sumério-semita, onde dá origem à religião hebraica, com a criação da Cabala Hebraica. Vemos, também, várias passagens mostrando que Moisés possuía um cajado (que já é considerado um instrumento mágico por excelência). Bate na pedra e, dela, jorra-se água. Joga esse cajado no chão e ele se transforma em uma cobra, dentre outras magias citadas.

No Hinduísmo existem várias plantas sagradas e relacionadas às suas divindades. Por exemplo, a marmeleira-da-índia (*Aegle marmelos*).

Nas lendas hinduístas, diz-se que Shiva (deus da saúde, regenerador, vitalizador), conhecido também como "destruidor ou transformador ", vive sob os galhos dessa árvore.

Na Europa, nas "Doutrinas de Assinaturas ", diz-se basicamente que havia uma ligação entre aparência de uma planta, que era uma assinatura, um desenho de Deus e seu uso medicinal.

Mesmo nas culturas mais "ocidentais ", existe ainda uma crença de que as plantas também são espíritos. Fazendeiros britânicos não derrubavam sabugueiros por acharem que iriam confrontar a Mãe Anciã, espírito que viveria nas árvores e iria protegê-las.

Nativos dos Andes afirmavam que a coca (*Erythroxylum coca*) era protegida por Mama Coca.

Quando falamos de plantas, não podemos nos esquecer dos xamãs, que são os grandes curandeiros ou curandeiras das tribos nativas. Eles acreditavam, e acreditam, que as doenças eram causadas por espíritos do mal. Os xamãs utilizam-se de várias plantas para interceder espiritualmente na cura das obsessões. As plantas e os cogumelos auxiliavam na alteração de consciência para poder adentrar no mundo espiritual. As tribos amazônicas usam o cipó-mariri (*Banisteriopsis caapi*); e na Sibéria, o cogumelo mata-moscas (*Amanita muscara*). E com os conhecimentos, além dos religiosos, utilizam-nos de forma sábia, para atender às necessidades físicas dos pacientes. Usam unguentos, compressas, chás, que provocam sudorese e tratam febre.

Até o século XX, todas as comunidades tinham seus próprios conhecimentos sobre fitoterapia e magia das plantas. Não conseguimos determinar exatamente de onde esses conhecimentos foram adquiridos.

No Egito, aproximadamente 1.500 anos a.C., tivemos o registro mais antigo falando sobre plantas medicinais. Era uma lista de centenas de plantas, com seus usos medicinais, junto a feitiços e encantamentos utilizados na época. Nessa lista apareceram o alho, a mirra e a mamona.

Na Índia, os *Vedas* em aproximadamente 1.500 a.C. tinham escrituras sobre plantas medicinais, e em 400 a.C., o *Charaka Samhita*, escrito pelo médico Charaka, relatou mais de 350 plantas.

Outro exemplo é a defumação com o turíbulo na Igreja Católica, hoje mais fechada, mesmo assim presente em algumas igrejas.

A própria consagração das hóstias pelo padre ou sacerdote consiste em ativação e utilização da *Ancestralidade Vegetal*, ativando o vinho (uva) e o pão (trigo).

O uso de fumo e tabaco nas religiões indígenas (pajelança) por pajés, xamãs e caciques serve para curar e entrar em contato com a espiritualidade. Outro exemplo é a utilização de chás como o Daime, *Ayahuasca*, a bebida Sagrada da Jurema (uma árvore sagrada para o Catimbó, Mestres da Jurema), para provocar estados alterados de consciência e entrar em contato com o Sagrado e com o Alto. Também, o uso de flores em coroas, para presentear o caminho do desencarnado na ajuda de sua passagem.

Vemos principalmente nos Caboclos o respeito pela Natureza e a utilização da energia e fluxo do conhecimento sobre as plantas; realmente com Fé, acreditando que a Natureza é uma manifestação do Grande Espírito, Zambi, Tubã. A própria Umbanda, na qual estou inserido, traz essa ancestralidade de ligação com as matas e com o conhecimento das ervas, junto a Pretos-Velhos, Caboclos, Boiadeiros, Exus, Pombagiras, etc. O próprio Caboclo das Sete Encruzilhadas, que foi o fundador da Umbanda, diz que: *"Não* há Umbanda sem a utilização de plantas ". Isso mostra o resgate da simplicidade, do conhecimento da força e da energia dessas plantas, que ajudam muito nas curas do Espírito e do Corpo.

O Xamanismo, que é a religião mais antiga praticada pelo homem, se utiliza das plantas desde os primórdios, conhecendo seus poderes e ligação com a Teia da Vida.

A magia vem muito antes de nós, humanos, termos aprendido a ler e escrever.

Com isso, vemos muito bem que a *magia é ciência,* e que *religião e espiritualidade* estão muito ligadas à nossa ancestralidade e à nossa própria história. Então, essa *Magia Ancestral do Reino Vegetal* nos acompanha desde que o mundo é mundo, só não enxerga quem não quer enxergar e quer vestir a venda do ego. Não questiono, nem discordo dessas pessoas, pois eu mesmo já fui assim, e entendo que tudo acontece no seu devido tempo, no momento exato que cada um está pronto e disposto a abrir os olhos para algo muito maior que a própria matéria. Mas, afirmo e reafirmo: **Nem todo o problema é exclusivamente material, muito menos exclusivamente espiritual, devemos sempre fazer uma autoanálise sobre isso.**

Sigo a premissa de um Deus onisciente e onipresente, que "controla" e conhece tudo; se a Ciência chegou a esse patamar, foi porque Ele permitiu que chegasse. Também é algo Divino, que Ele nos proporcionou para que curássemos ou melhorássemos a qualidade de vida do nosso físico, emocional, mental e espiritual.

História da Medicina Contemporânea e Natural pelo Mundo

Este capítulo é um breve apanhado histórico da evolução da medicina no mundo todo. Vamos falar de uma forma mais simples, mostrando algumas datas e teorias, apenas para nortear os pensamentos de nossos caros leitores, para que possam entender como chegamos até aqui.

Esta parte, apesar da densa quantidade de conteúdo e, também, da quantidade de personalidades que fizeram história até hoje, serve para vermos que o homem, principalmente o ocidental, foi deixando de lado sua espiritualidade e consciência universal, para um tratamento mais material e restrito.

Rompendo com as origens mágicas

Hipócrates, considerado o pai da medicina moderna, em torno de 500 a.C., relatou que as doenças são fenômenos naturais, em vez de sobrenaturais, distanciando o mundo mágico e espiritual e firmando a materialidade. Ele dizia que os remédios deveriam ser administrados sem cerimônias ou ritos místicos.

Na China, escrito no século I a.C., *Princípios de Medicina Interna*, do Imperador Amarelo, mostra conceitos mais materiais do que espirituais.

No século II a.C., as rotas de comércio entre Oriente Médio, Índia, Ásia e a Europa já estavam bem estabelecidas. Com isso, as especiarias e plantas medicinais estavam sendo comercializadas no mundo de forma intensa, e com o crescimento desse comércio, veio o interesse de escritores em fazer registros sistemáticos dessas plantas, com sua ação e suas propriedades.

Na China, o livro *O Clássico da Matéria Médica*, de Shen Nong (Shen'nong Bencoajing), escrito no século 1 d.C., traz 252 verbetes falando sobre plantas medicinais. Esse texto taoista é a base para a Medicina Tradicional Chinesa até hoje.

No mesmo período, na Europa, o médico Dioscórides escreveu a primeira farmacopeia europeia. Esse compêndio descreve 600 plantas no total, influenciando diretamente a medicina europeia na época, sendo esse tratado uma obra de referência até o século XVII. Foi a primeira obra contendo ilustrações das plantas.

O médico Galeno, 131-201 d.C., inspirado em Hipócrates, baseou-se na *"teoria dos quatro humores"*, e criou tratamentos e processos médicos que mudaram totalmente a forma de tratamento de saúde da época. Suas teorias são lembradas até hoje, com a famosa frase: *"Você parece que está de mau humor hoje"*.

Na Índia e na China, as terapias são um pouco diferentes das teorias europeias, e mesmo assim perduram até os dias atuais. China e Índia, como tantas outras nações, foram muito influenciadas pela medicina contemporânea, mas ainda sustentam um pouco da energia do Reino Vegetal e a utilizam de formas sutis em seus tratamentos.

Mesmo com todos esses textos escritos, por dificuldade de distribuição e logística da época, a maioria da população mundial não tinha acesso a esses livros. Assim, nas comunidades as pessoas tinham curandeiros, que eu gosto de chamar de xamãs ou farmacêuticos (boticários), que faziam o tratamento médico. Esses curandeiros por meio de aprendizado transmitido de geração em geração, de forma oral e por prática, utilizavam plantas para fazer parto e tratamento de doenças, mostrando um verdadeiro conhecimento técnico-terapêutico e espiritual, mesmo que a consciência universal estivesse em decaimento, pois o conceito básico era apenas tratar os desequilíbrios do corpo.

Até hoje acabamos desmerecendo pessoas "menos instruídas", por não serem escolarizadas, muitas vezes esquecendo, porém, de que esses "velhos" têm a ancestralidade e a vivência prática para nos ensinar várias coisas. Na Era das Trevas, em que apareciam inúmeras doenças por causa da falta de higiene da população, muitos sábios tinham conhecimentos surpreendentes com suas farmácias naturais em casa. No século XI, na Escócia, monges utilizavam a papoula e a maconha como analgésico e anestésico, sem ter acesso a nenhum livro ou documento sobre plantas. E no País de Gales, os médicos tinham a referência de Hipócrates. Nosso mundo ficou teórico, e acabamos desmerecendo os que têm a visão prática da vida. O interessante é a soma dos dois (teórico e prático).

Com o crescimento das culturas árabe e islâmica, a medicina ocidental (romana) foi muito afetada. Já a medicina popular não sentiu tanto seus efeitos. Os árabes eram excelentes farmacêuticos e a cultura islâmica foi se disseminando no norte da África, na Itália, Espanha e Portugal. Assim, os árabes faziam várias combinações entre ervas e especiarias, para tratamento médico e também para a culinária. Essa excelência farmacêutica foi adquirida em razão do contato com o povo da Índia e da China, e somada aos seus conhecimentos, ofereceu grande aprimoramento na medicina e na Botânica. Avicena (980-1037 d.C.), autor do *Cânone da medicina*, e Ibn Cordoba, um navegante, contribuíram muito para a evolução dos tratamentos da época.

Na Era de Ouro (século VII) para a medicina na Índia, as pessoas se dedicavam a estudar a ayurveda, Medicina Natural e indiana. Isso trouxe o progresso com a criação de hospitais, maternidades e cultivo de hortas com plantas medicinais.

Aqui nas Américas, a religião e a medicina andavam sempre próximas, como nas demais regiões do mundo antigo. Os Maias, Astecas e Incas tinham vasto conhecimento das plantas locais, e davam muita importância a isso. Os Incas buscavam conhecimento onde é a Bolívia hoje, e o levavam às suas capitais, para a transmissão do saber. Com isso, aprenderam a cultivar fungos que produziam a penicilina em cascas de bananas verdes.

Na Escola de Medicina da costa oeste da Itália, em Salerno, houve a expansão da medicina árabe somada às literaturas gregas, romanas e egípcias, preservadas nas bibliotecas. Ao aceitar alunos de diversas religiões (cristãos, muçulmanos e judeus), além de uma sociedade liberal que acolhia mulheres para estudar e se formarem médicas, possibilitou que Trotula, uma mulher, escrevesse um livro sobre obstetrícia, claro, utilizando muito as plantas com o processo de cura.

No século XII, o comércio entre a Ásia e a África se solidificou, com isso novas plantas foram levadas até a Europa. Nessa época, conseguimos notar que a medicina africana, principalmente na utilização de plantas e em alguns pensamentos médicos, influenciou muito as culturas grega e romana, que, por sua vez, influenciaram todo o mundo.

Com a unificação asiática, no século XIV, as tradições médicas chinesas e ayurvédicas foram preservadas, apenas se baniu a utilização de algumas plantas tóxicas e promoveu-se uma interligação maior entre essas duas disciplinas médicas. Ainda nesse século, a medicina tradicional chinesa influenciou muito o kampo, que é uma medicina tradicional japonesa.

No século XV, houve a explosão do comércio na África, Oriente Médio, Ásia, Europa e na Índia. Com isso, claro, novas plantas e especiarias foram introduzidas nas populações desses continentes.

Nessa época, em busca de novas rotas de comércio, acontece o descobrimento das Américas. Em 1492, Colombo atraca seus navios no Caribe, e assim espanhóis e portugueses, além de pilharem ouro e vários minérios, levaram diversas plantas medicinais, que até então eram desconhecidas para a Europa, distribuindo-as em várias farmácias naturais por todo o continente. A batata e o milho, nativos das Américas, tornaram-se muito comuns, não apenas como alimentos.

Do século XI ao XVIII, com todas essas novas plantas inseridas e trocas de informações, imaginava-se que a saúde da população em geral estaria melhor. Principalmente na Europa, que era o berço e a encruzilhada de comércio, percebe-se, porém, que o efeito não foi exatamente assim.

A Europa com cidades imundas, superpopulação, esgotos a céu aberto, higiene praticamente zero, ratos transmitindo doenças, levando essas enfermidades até os portos e embarcações – todas essas questões de insalubridade fizeram com que a peste negra se instalasse com muita intensidade e facilidade em todo o continente.

Os povos americanos, antes da chegada de Colombo, tinham hábitos de vida mais saudáveis e grande longevidade. A peste negra dizimou cidades na Europa e na Ásia. Até o século XVIII, metade da população mundial daquela época havia sido acometida pela peste negra. Junto à peste vieram outras doenças infecciosas, como a sífilis, que se espalhou pelo mundo trazendo vários outros problemas.

Os médicos europeus tinham práticas nada agradáveis, como sangrias exageradas, e a utilização de minerais e metais pesados na fabricação de medicamentos. Tudo isso em uma tentativa desastrosa de combater a peste. Procedimentos que mais ajudavam a matar o paciente do que salvá-lo, tentando equilibrar os "humores de Galeno". Com a utilização desses minerais, houve a ruptura total entre a "medicina científica", com as práticas fitoterápicas e medicinas naturais e holísticas. Vemos assim o quanto a cultura europeia influenciou grande parte do mundo.

Paracelso foi grande influenciador para o desenvolvimento da Química, da Medicina convencional, da Fitoterapia e da Homeopatia no século XVI. Foi ele quem proferiu que a diferença entre um medicamento/remédio e um veneno é a dose. Afirmou que médicos não precisavam conhecer línguas e vários livros, mas dominar profundamente a Natureza e como ela funciona. Ele também declarou que ervas cultivadas eram melhores que ervas "importadas ".

Nicholas Culpeper defendia que o homem deve preservar seu corpo saudável e ter acessibilidade a plantas medicinais, acreditando e reafirmando a teoria de Paracelso, de que as plantas cultivadas são mais adaptadas para os corpos dos ingleses do que as importadas. Sua farmacopeia, sendo a primeira no mundo, foi desenvolvida com base nos ensinamentos de Paracelso, Dioscórides e nos médicos árabes, mesclando astrologia e experiência de usos terapêuticos de plantas locais, tendo várias edições publicadas. Nessa época, as impressões estavam mais avançadas, possibilitando fabricar mais exemplares.

Casos desesperados pedem medidas desesperadas

Apesar de Paracelso ser um grande influenciador da química, ele relata que os metais pesados deveriam ser utilizados com cautela. No século XVI, os novos médicos usavam mercúrio, antimônio e arsênico em doses cada vez mais elevadas. Calomelano (cloreto de mercúrio) era um purgante usado para o tratamento de sífilis em altas concentrações. Esse tratamento, se não levava à morte, o que era raro, deixava o paciente com grandes sequelas.

Benjamin Rush afirmava que só calomelano e sangrias eram necessários para conseguir a cura. No século XIX, vemos que as plantas começaram a se tornar irrelevantes.

Laboratório *versus* Natureza

Com todos esses métodos químicos, vemos que toda a fitoterapia e esse olhar mais holístico e integral dos tratamentos começou a ser excluídos e até mesmo descartado.

Descartes dizia que a cura se encontrava na religião, não nessa nova ciência medicinal. Mas, no final do século XVI, esse conjunto mais holístico, que era osomatório das curas pela Natureza e pelas capacidades curativas do corpo, começou a ser ignorado. Nesse mesmo século, a Medicina tradicional chinesa, que dizia que o QI era a energia primordial que mantinha a vida e a saúde; e que na ayurveda, o prana, é na força vital, foram sendo deixadas de lado, para que as teoria mais científicas, acadêmicas e naturais ganhassem mais destaques.

A ciência com William Harvey mostrou um estudo detalhado do coração, que é um órgão que bombeia sangue para todo o organismo, contrariando a teoria de Galeno (humor).

Dr. William Whitering começou a identificar e isolar alguns princípios ativos. Com a descoberta da dedaleira, *Digitalis purpurea*, tóxica, ele descobriu que em algumas regiões da Inglaterra a dedaleira era usada tradicionalmente para tratar insuficiência cardíaca. Hoje, sabemos que os princípios ativos que fazem esse efeito terapêutico, são os glicosídeos cardíacos.

Em 1803, alcaloides narcóticos foram isolados da papoula. Um ano depois se extraiu a inulina, da ínula.

Em 1838, um salto científico muito grande aconteceu. Isolou-se o ácido salicílico do salgueiro-branco. O ácido salicílico é o precursor do ácido acetilsalicílico, o famoso AAS, que é utilizado até hoje para várias doenças, em 1860 foi sintetizado em laboratório pela primeira vez. Com isso, a medicina convencional começa a se estabelecer com mais facilidade e firmeza. Mas, por questões financeiras e algumas influências, a maioria das pessoas no mundo ainda utilizava a medicina natural para tratar as doenças. Em meados dessa época, o grande doutor Cristian Friederich Samuel Hahnemann, defendia a homeopatia com seus livros, mas seu conhecimento só foi reconhecido com mais clareza muito tempo depois.

Todos os europeus que migraram para outros continentes nos séculos XVIII e XIX estavam acostumados a utilizar plantas em sua terra natal, e viram que elas não existiam nesse outro continente ou eram caras demais. Assim, aprenderam com os povos nativos, que eram grandes fontes de sabedoria, sobre a utilização das plantas medicinais e as doenças. Os colonos europeus observaram que a sabedoria desses nativos, muitas vezes, era superior à dos médicos europeus. Com o desbravamento de novos territórios e o descobrimento de novas espécies, foram descritas na farmacopeia dos Estados Unidos mais de 170 plantas nativas.

Samuel Thomson era um naturopata, suas práticas eram totalmente simples e diferentes, e em desacordo com aquelas convencionais. Ele possuía milhões de seguidores, mas suas práticas foram sendo trocadas por terapias mais sofisticadas.

No começo do século XIX, a medicina convencional ocidental passou a influenciar as práticas tradicionais na China e na Índia. Incorporando princípios e métodos científicos que auxiliariam no tratamento de doenças, bem como melhorando os procedimentos, foi outra forma de mostrar como o colono europeu impactou de maneira abusiva alguns continentes naquela época. Por exemplo, na Índia, o governo britânico fez com que a ayurveda fosse considerada uma medicina inferior, fazendo com que a medicina ocidental introduzida não incluísse, mas, sim, excluísse a tradicional. Antes de 1835, os médicos trocavam informações entre si sobre as terapias, posteriormente só a medicina ocidental era legítima e a outra, desencorajada por muitos profissionais e pelo governo.

Na China, isso não foi tão impactante, pois os chineses conseguiram incluir as duas, fazendo com que ambas fossem reconhecidas por suas vantagens e desvantagens.

Entre 1850 e 1900, a indústria farmacêutica, que já estava se formando, tentava estabelecer um monopólio da medicina, desencorajando todas as outras terapias utilizadas há anos. Pregava-se que essas terapias eram charlatanismo, e que o verdadeiro tratamento era o estabelecimento apenas do equilíbrio corporal. Em 1858, esses "empresários" pediram ao Parlamento britânico que a medicina não fosse praticada por quem não tivesse frequentado a escola médica convencional, mas isso não foi aceito. Em alguns países, como França, Espanha, Itália e em alguns estados nos Estados Unidos, tornou-se ilegal a prática "sem qualificação" de medicinas tradicionais.

Na Grã-Bretanha, em 1864, criou-se o National Institute of Medical Herbalists. Foi uma forma de conseguir manter as práticas tradicionais, para quem opta por um tratamento menos agressivo e eficaz, com medicamentos feitos de plantas medicinais.

A PARTIR DO SÉCULO XX – A REVOLUÇÃO NOS TRATAMENTOS MÉDICOS

Todos veem hoje a medicina moderna (ocidental) com vários medicamentos, com princípios ativos isolados, sintetizados laboratorialmente, diagnósticos bastante técnicos e tecnologias surpreendentes. Mas há dois séculos, pouco mais de 200 anos, a fitoterapia era a forma principal de tratamento em todo o mundo, mostrando que a terapia com plantas é milenar.

Até meados de 1930, os remédios prescritos e vendidos eram praticamente de origem vegetal. Na Primeira Guerra Mundial (1914-1918) o alho e o esfagno, um antibiótico, e um cicatrizante, respectivamente, eram utilizados aos montes nas trincheiras da guerra.

No início do século XIX, com o isolamento da morfina da papoula (*Papaver somniferum*), e a cocaína da coca (*Erythroxylum coca*), começaram os saltos de progressos da medicina contemporânea. Estudos do corpo e relação entre medicamento e corpo surgiram, além da identificação de microrganismos que causam doenças infecciosas, como tuberculose e malária, com Louis Pasteur em 1860.

Em 1929, ocorre a redescoberta da penicilina. Isso porque os ameríndios incas e os egípcios já faziam o uso da penicilina, sem o conhecimento do princípio ativo. Alexander Fleming, no século XX, analisou e isolou cientificamente esse antibiótico e tantos outros.

Em 1930, Edward Bach publica uma curta obra chamada *Cura-te a Ti Mesmo*, que é um "ato de rebeldia" contra o sistema terapêutico que entende apenas a cura na parte material. Nesse livro, ele diz que a doença física é resultante do não encontro de seus desígnios espirituais e emocionais.

Na Segunda Guerra Mundial (1939-1945), os antibióticos eram usados em grande escala para exterminar as infecções, combatendo sífilis, pneumonia, gonorreia, tuberculose e tantas outras doenças infecciosas, além de ferimentos de guerra. Com isso, foram criados tantos outros medicamentos, os anti-inflamatórios e os esteroides.

Com tudo isso, europeus e colonos norte-americanos viram o alívio dos sintomas das doenças praticamente de imediato. Assim, os medicamentos à base de plantas e os tratamentos das quatro esferas (corpo, mente, espírito e emoções) foram sendo deixados de lado, considerados ineficazes. Nos países mais desenvolvidos, todos esses tipos de tratamentos holísticos foram considerados charlatanismo, e duramente criticados e combatidos.

Os medicamentos modernos não são, nem devem ser vistos como "milagrosos ", muito menos usados sem orientação. Em 1962 aconteceu um dos incidentes mais graves da medicina contemporânea: a talidomida, um medicamento utilizado para enjoos durante a gravidez, provocou deformações em mais de 3 mil bebês, que nasceram sem cérebros, com encurtamento dos membros e problemas de espinha bífida.

Todas as terapias naturais estavam sendo desacreditadas em várias partes do mundo, mas na China estava havendo um cooperativismo na Medicina Tradicional Chinesa (MTC), tendo uma visão holística de tratamento, reforçando ao paciente sua própria cura, junto à medicina ocidental convencional. Foram criados hospitais-escolas, onde a MTC era ensinada com embasamento científico.

Em 1960, a OMS reconheceu a China e seus processos de planejamento de cuidados básicos da saúde para os países em desenvolvimento. Seus médicos combinavam a MTC e práticas ocidentais e eram enviados para lugares remotos da China para auxiliar na saúde desses vilarejos.

Com isso, a OMS, em meados de 1970, declarou que as medicinas tradicionais devem ser associadas e trabalhadas em conjunto com a medicina contemporânea.

O alto custo e monopólio da indústria farmacêutica são fatores que fizeram países, como China, México, Brasil, Cuba, Egito, Índia, Gana, Nigéria, Zaire, Somália, Etiópia, e tantos outros, manterem métodos tradicionais desde essa época até hoje.

A Índia é um ótimo exemplo de simbiose desses tratamentos. Lá existem profissionais da medicina ocidental, praticantes de ayurveda e curandeiros locais. O Brasil também tem muito disso, pois aqui não houve declaradamente leis e decretos que isolassem e criticassem duramente as medicinas alternativas. Acredito que isso aconteceu com tranquilidade, justamente porque o brasileiro é um povo misto e suscetível a aceitar a diversidade, apesar de ainda acontecerem alguns preconceitos velados (mas isso é papo para outra hora).

Nesse momento em que vivemos, vemos que essa ruptura entre tratamentos naturais, fitoterápicos e holísticos, espirituais e da medicina contemporânea está diminuindo. Mesmo assim, ainda existe muita resistência de cientistas e médicos céticos, que não aceitam esses tratamentos e acreditam que os componentes sintéticos são muito melhores e mais eficazes que os naturais.

Na China e Índia já existe universidade de medicinas tradicionais. Hoje, aqui no Ocidente, isto está voltando gradualmente. Isso porque a saúde do homem ocidental, apesar das grandes tecnologias, ainda é muito precária. Com o aparecimento de várias doenças que a medicina contemporânea consegue tratar, estão surgindo algumas superbactérias, extremamente resistentes, supervírus, doenças neurodegenerativas, que essa medicina contemporânea faz uma "passada de pano em cima". Por isso está aflorando essa necessidade de "novas terapias" e novas visões que se ajudem mutuamente, compartilhando com a cura efetiva, porque o normal é ter saúde.

Dessa maneira, as pesquisas em fitoterápicos estão em grande expansão, gerando um problema para a indústria farmacêutica. Normalmente acontece o isolamento desses princípios ativos e, em seguida, a produção deles sinteticamente. Porém, algumas vezes esse remédio não tem o efeito terapêutico da planta toda, por questões do sinergismo de ação das plantas, e isso é ruim para os negócios. Porque, no caso de uma planta, você não pode patentear e recuperar o dinheiro investido. Assim acontece o *lobby* farmacêutico.

O mercado fitoterápico mundial movimenta hoje cerca de US$ 44 bilhões por ano, segundo a *Analize and Realize*, consultoria que atende às grandes farmacêuticas. Agora a indústria farmacêutica de alopáticos, segundo a Febrafar (Federação Brasileira de Farmácias), nos anos de 2017-2018, faturou apenas no Brasil aproximadamente US$ 33 bilhões, sendo nosso país o sexto maior mercado farmacêutico.

As plantas são a energia vegetal do conhecimento que nos auxilia a reorganizar as ideias e as energias do nosso corpo.

O Poder Ancestral

Quando se fala em poder ancestral, a primeira coisa que vem à cabeça dos estudiosos das medicinas naturais e xamânicas são os animais de poder. Sim, são fantásticos e maravilhosos, e estarão no meu segundo livro: *Animais de Poder – Alquimia Ancestral*. Mas acabamos nos esquecendo das plantas de poder, que são as folhas da sabedoria ancestral. Cada um de nós carrega em nossa ancestralidade a facilidade para entrar em contato com uma vibração de uma determinada Consciência Vegetal.

Como dissemos, as plantas são uma consciência que está perto de nós para nos ajudar. Se nos conectarmos com as plantas certas e da forma correta, pode ter certeza de que a Mãe e/ou Pai dessa vibração ancestral vai nos apoiar e nos ajudar a passar as dificuldades da vida. As plantas são uma das consciências mais antigas do planeta Terra, portanto, seria até burrice ou egocentrismo de nossa parte subestimá-las e achar que elas são menos que nós. Tudo é Sagrado, tudo tem sua consciência e seu papel na vida, ninguém é mais, nem menos que ninguém, cada consciência tem seu propósito.

Como na relação com os animais de poder, com algumas plantas temos mais afinidades, as quais nos auxiliam mais diretamente em nosso desenvolvimento como seres humanos de Luz. Com o tempo, vamos adquirindo mais confiança e novos relacionamentos com novas plantas.

As plantas podem melhorar nossos relacionamentos e nossos conhecimentos, quanto mais você se comunica com a Nossa Mãe Natureza, mais ela responde com Amor e Alegria. Esse relacionamento nos faz ter o famoso "dedo verde", já que conseguimos plantar e fazer com que as plantas cresçam e floresçam, resultando em ervas de várias espécies e tipos.

E isso vai muito além de apenas plantar sementes. Pense que esse dedo verde tem a capacidade de plantar a semente do amor, da caridade, da compaixão, da vitalidade e da paciência dentro de cada relação que nós temos. Isso faz com que todos consigam olhar para si e se transformar em grandes árvores frondosas e ancestrais, cada qual com seus conhecimentos.

Deixe o mundo natural guiar você para que encontre sua Planta ou Erva de Poder. Assim, você conseguirá plantar a semente da sabedoria dentro de seu coração e ela o(a) ajudará a ter maior relacionamento com a Mãe Natureza e as Ervas!

"Nós não criamos a energia, apenas manipulamos a energia presente e cedida pelos Orixás. Nosso mental nos ajuda. Ao ter ideias formadas e dentro da Lei, estaremos dentro da força do Criador, para fazer o bem."

(Espírito Amigo)

Presente Divino

Vemos, com toda a história, que as plantas estão inseridas em nosso cotidiano e, também, muito antes de aparecermos na Terra. Deus foi tão Misericordioso e Bondoso conosco e com toda a vida terrestre ao nos fornecer a cura que vem da terra. Isso mostra que o próprio sistema busca por si a cura. Deixe a terra falar com você, sinta e escute!

Toda planta possui princípios ativos químicos e, também, princípios ativos mágicos, aos quais gosto de chamar de espírito vegetal. Sua energia oculta é uma energia sutil que permeia toda a planta e nos auxilia a curar nossas emoções e pensamentos. Essas energias mudam nosso campo áurico, equilibrando todos os nossos sentidos (corpo, espírito, mente e emoções). As plantas são consciências diferentes da nossa, mas que sabem o porquê de estarem aqui na Terra.

Acredito que cada planta pode influenciar nossa vida de maneira positiva. Cada planta tem muito a nos ensinar com seu espírito vegetal extremamente altruísta. Entendo que, para as pessoas que ainda não creem e têm a visão limitada e restrita com relação a essas energias sutis, seja difícil entender que as plantas são consciências e agem por amor e caridade mais pura.

Mas, vejamos, com tanta tecnologia, avanços na área médica, hospitais, exames de última geração e tecnologias farmacêuticas que produzem grandes medicamentos, ainda não conseguimos impactar de forma expressiva e positiva a cura de várias doenças. Sim, os medicamentos fazem parte da nossa vida e não devemos parar com seu uso. Mas com esse pensamento limitado, com o tratamento concentrado apenas na matéria, vemos que ele não vem sendo efetivo, justamente por esse pensamento restrito. O número de casos de pessoas com várias enfermidades vem crescendo, e o aparecimento de novas doenças também. Como farmacêutico, vejo que os medicamentos ajudam sim, mas não devemos apenas ver o indivíduo como um amontoado de células, porém de uma forma holística e integral. Entender que tudo que está ao nosso redor nos influencia sim; entendo que a cura propriamente dita vem de equilibrarmos todos os nossos sentidos (matéria, emoção, mental e espiritual), porque em essência somos energia, isso a Física já nos explica. As plantas nos auxiliam a equilibrar, voltar novamente ao prumo, para podermos ser uma versão melhor de nós mesmos.

Os medicamentos alopáticos, ou seja, aqueles que conhecemos hoje, tratam paliativamente todas as doenças. Os psicotrópicos, por exemplo, dão uma sensação de controle emocional. Eles bloqueiam temporariamente nossa ligação com o mundo espiritual e divino. Isso é muito interessante, pois eles vão nos trazer para a razão, para a materialidade, nos desligando de várias coisas de nossa essência, para que tratemos o problema naquele momento e com mais facilidade. Vão resolver por algum tempo sim, mas é temporário. Como todos os psiquiatras sérios dizem, o medicamento vai auxiliar, mas são mudanças de pensamentos que vão realmente curar. Com isso, a tomada de consciência é obrigação de cada paciente, para buscar uma cura efetiva.

SAÚDE E EMOÇÕES

É fato dizer que quando nossa saúde física está bem, nossa saúde mental e emocional também está; contudo, quando nossa saúde mental e emocional está em desequilíbrio, nossa saúde física também acaba descarrilando.

Portanto, podemos dizer que, se não estamos bem emocional, mental e espiritualmente, começamos a desenvolver vários processos que acabam materializando doenças em nossas vidas, como depressão, ansiedade, diabetes, hipertensão, problemas cardíacos, problemas digestivos e metabólicos, e uma infinidade de problemas que vão minando nosso físico e, consequentemente, piorando ainda mais nossa saúde mental, emocional, espiritual e do corpo.

Aqui, podemos ver que a doença é um ciclo retroalimentador. Você toma um medicamento e logo começa a tomar outro, e outro, e outro, parecendo um ciclo sem fim. Vi e vejo isso todos os dias durante o trabalho dentro da farmácia, e também na minha própria vida.

Por isso, não devemos apenas trabalhar em curar só o corpo (matéria), mas, concomitantemente, manter nossas emoções e o espírito em ordem. Nisso, com certeza, as plantas com seus apontamentos energéticos vão nos auxiliar com maestria.

Não devemos abandonar nossos tratamentos convencionais, mas é nossa obrigação estabilizar isso, diminuindo o máximo possível a nossa caixinha de remédios.

Cuidar dos pensamentos e da forma como conectar e enxergar a vida e o mundo é sua obrigação. Cada um de nós tem que percorrer o caminho sozinho, e se você quer melhorar, depende de você e apenas de você. É sua escolha se ligar ou não com as coisas negativas ou positivas; precisamos nos desapegar para curar, ser livres. Isso a própria Natureza nos mostra com seu equilíbrio, no qual a vida segue seu curso sem reclamar, os animais e as plantas vivendo em completa simbiose. Assim vemos o quanto ainda temos de aprender.

Todos nós temos problemas, e claro, muitas emoções não tratadas, que foram jogadas e varridas para debaixo do tapete. Se não criarmos coragem de resolvê-los, esses sentimentos vão acabar se manifestando em doenças. ***O Reino Vegetal é um presente de Deus, que nos ajuda a equilibrar esses desequilíbrios que, por algum motivo, a vida nos legou.***

Todos erram, todos têm pontos positivos e negativos, mas não é por isso que devemos nos alimentar de emoções perturbadas e que não nos acrescentam em nada, apenas nos colocando no círculo vicioso da dor e da doença.

Para melhorar a saúde, comece aceitando quem você é, perdoando-se e ouvindo seu coração. A razão é importante sim, mas o coração e o espírito também. Você vai ver que, dando esses pequenos passos, a vida começará a tomar outro rumo e, com certeza, será mais colorida e sorridente.

As ervas vão agir com muita intensidade nesses pontos. Elas não vão resolver os problemas como um passe de mágica. Mas, certamente, vão sutilizar e melhorar toda a sua aura, ajudando que encontre seu ponto perdido, e que seu mental estabeleça padrões positivos, dando força, garra e coragem para seguir a vida. Todos nós somos abençoados e dignos de ser felizes e materializar nossos sonhos.

Comunicação da Matéria com o Espírito

Nossa matéria se comunica com nosso espírito a todo o momento. Quando entendemos essa afirmação, conseguimos compreender por que devemos nos manter sempre com vibrações positivas e resolver as questões negativas de nossa vida.

Viver com vibração positiva não é apenas levantar de manhã cedo e acreditar que tudo vai se resolver. Na verdade, passamos por várias dificuldades, mas é entender que, mesmo com elas, vamos buscar forças para enfrentar esses desafios e superá-los.

Entender isso é compreender que a vida é materialização de energia. Nosso querido Reino Vegetal, que é completamente altruísta, o Amor Divino do Conhecimento e da Cura vão atuar diretamente nessas energias, purificando, equilibrando e energizando o corpo espiritual. E essa energia vai auxiliar na materialização de processos positivos em nossas vidas.

Nosso espírito é a força da vida, é o sopro Divino. Sem a alma, não existiria corpo, e essa energia está nos ligando com todas as energias do ambiente. Portanto, somos o templo que liga, compila e troca "informações" entre matéria e espírito, e espírito e matéria.

Como nosso corpo material tem todos os sistemas muito bem definidos e trabalha para manter a vida, nosso corpo espiritual também tem todos seus centros energéticos muito bem definidos, e trabalha para manter a nossa consciência. Os chacras são esses pontos bem definidos. Temos os sete chacras principais, mas possuímos vários pontos menores de energia e não menos importantes. Temos pontos energéticos em nossas mãos, em nossos olhos e em vários outros pontos do nosso organismo. Esses vórtices de energia são a ligação entre a matéria (energia densa) e o espírito (energia sutil), que vão afetar também nosso mental e emocional.

Esses sete vórtices principais estão ligados a glândulas endócrinas, que se estiverem em seu fluxo pleno e correto funcionarão de forma equilibrada. Essa energia envolve todo nosso corpo. Quando estamos trabalhando a nossa espiritualidade e nos dedicando a evoluir nossa percepção e consciência, nosso campo é luminoso, maior, expansivo e doador de energia. Agora, quando somos materialistas e egoístas, esse campo é menor, opaco, acinzentado e absorvedor de energia. Veja a tabela a seguir que mostra a localização da glândula responsável e o sentido da vida relacionado com os chacras de acordo com a visão da *Alquimista Ancestral*. Os sete sentidos da vida são os Mistérios de Deus, que foram conhecimentos abertos pelo Mestre em carne **Rubens Saraceni**, intermediário de **Pai Benedito de Aruanda e tantos outros Mentores da Luz do Saber para a Umbanda Sagrada**.

Com a ativação e o uso correto, as plantas vão auxiliar no alinhamento desses vórtices energéticos, limpando e equilibrando tudo.

Quando conseguimos abrir de forma consciente a ativação de todos os chacras, temos um funcionamento ordenado, organizado e expansivo. Em algumas culturas, como a hindu, com essa abertura completa e total, alcançamos a Iluminação, pois cada chacra é um portal de consciência que nos envolve de energia sutil. Desse modo, seremos fontes inesgotáveis de energia pura divina; vemos isso com nosso querido Mestre Jesus, nosso Amado Buda e tantos outros.

CHACRAS /LOCALIZAÇÃO	NOME	GLÂNDULA RESPONSÁVEL	SENTIDOS DA VIDA
7º – ALTO DA CABEÇA	CORONÁRIO	PINEAL	FÉ
6º – TESTA (entre os olhos, logo em cima do nariz)	FRONTAL	HIPÓFISE OU PITUITÁRIA	CONHECIMENTO
5º – GARGANTA	LARÍNGEO	TIREOIDE E PARATIREOIDE	LEI
4º – CORAÇÃO	CARDÍACO	TIMO	AMOR
3º – ESTÔMAGO	PLEXO SOLAR/UMBILICAL	PÂNCREAS	JUSTIÇA
2º – ABAIXO DO UMBIGO	SACRO-ESPLÊNICO	GÔNADAS	GERAÇÃO
1º – BASE DAS COSTAS	BÁSICO	SUPRARRENAIS	EVOLUÇÃO

"Solte as amarras e deixe o fluxo do Rio te levar."

(Exu do Ouro)

Os Orixás e as Sete Vibrações Divinas

Antes de discorrer sobre a *Alquimia Ancestral* e seu uso, preciso dizer que os conhecimentos foram baseados em vivência e estudos da Umbanda Sagrada bem como nas obras teológicas do Mestre **Rubens Saraceni**, que foi o canal para os entendimentos e as sabedorias transmitidas por **Pai Benedito de Aruanda e tantos outros Mestres da Luz do Saber**. Sendo uma visão umbandista, mesmo que pareça simples, é carregada de muita profundidade e sabedoria, que trouxe uma **ciência teológica e umbandista**.

O relacionamento umbandista com os Orixás pode ser parecido com o do Candomblé e de outras religiões que beberam da cultura Nagô-Yorubá. Mas não é a mesma coisa, cada doutrina relaciona-se à sua maneira. E não há nada de errado nisso. O Mundo Divino é cheio de Mistérios, e não é colocando dentro de uma caixinha, com a nossa visão limitada, que vamos enxergar tudo.

Portanto, irei descrever a visão das sete vibrações divinas, de forma resumida, para contextualizar o saber. Mas recomendo a leitura das obras referenciadas neste livro, e de mais tantas outras que mesmo que, não estejam nas referências, ajudaram-me a cultivar e adubar a cultura umbandista em meu ser. Tenho certeza de que a leitura dessas obras irá auxiliá-lo a melhorar seu relacionamento com Deus e os Orixás, trazendo mais clareza em seu pensamento.

Seguindo essa visão da nossa querida Umbanda Sagrada, revelada por Rubens Saraceni, acredito que nossos Sagrados e Santos Orixás são as irradiações divinas que envolvem toda a criação. E somos amparados por essas sete irradiações, que têm seus tronos divididos em Pais e Mães Orixás, os quais possuem vários fatores que são infinitos.

Visualize a seguir as Sete Linhas de Umbanda, de forma resumida, reveladas por Pai Benedito de Aruanda, por intermédio médium Rubens Saraceni.

ORIXÁS	VIBRAÇÃO DIVINA	FATOR
PAI OXALÁ	FÉ	CONGREGADOR
MÃE LOGUNÃ	FÉ	CRISTALIZADORA
MÃE OXUM	AMOR	MAGNETIZADORA
PAI OXUMARÉ	AMOR	RENOVADOR
PAI OXÓSSI	CONHECIMENTO	EXPANSOR
MÃE OBÁ	CONHECIMENTO	CONCENTRADORA
PAI XANGÔ	JUSTIÇA	EQUILIBRADOR
MÃE EGUNITÁ	JUSTIÇA	PURIFICADORA
PAI OGUM	LEI	ORDENADOR
MÃE IANSÃ	LEI	DIRECIONADORA
PAI OBALUAIÊ	EVOLUÇÃO	TRANSMUTADOR
MÃE NANÃ BURUQUÊ	EVOLUÇÃO	DECANTADORA
MÃE IEMANJÁ	GERAÇÃO	GERADORA
PAI OMULO	GERAÇÃO	PARALISADOR

"Toda doutrina ou religião que prega uma verdade absoluta, neste momento, não condiz a Lei de Deus. O livre-arbítrio é a maior dádiva divina, e cada um escolhe o seu caminho, e é responsável por seus atos."

(Pai Antônio de Aruanda)

Alquimia Ancestral

Com o Amparo dos Mestres de Luz para ampliar nossa consciência, entendemos que este livro não é o fim do caminho e, muito menos, uma verdade absoluta, mas um dos vários caminhos e entendimentos que estão espalhados no mundo todo. Não viemos aqui para questionar nem dizer que as visões de outros autores estão erradas e que a nossa está correta. Nada aqui é uma novidade ou tem algo de oculto, mas é uma interpretação simples e singela do Reino Vegetal para ampliar o conhecimento e auxiliar, junto a tantos, a cura do corpo e da alma.

As plantas representam onde tudo começou, desde o âmbito medicinal até o espiritual. São uma parte da ligação entre a matéria e o etéreo, a junção do antigo com o contemporâneo. Acredito que, com as novas gerações, pelo menos aqueles que não querem mais ficar inconscientes tentarão cada vez mais assimilar a parte científica, espiritual e mágica. Vimos que a magia (manipulação de energia) e a mediunidade existem desde que o homem começou a se tornar racional. Por isso, a magia também deve ser considerada uma ciência: tem história, relatos e está ligada à essência humana, mesmo com os "intelectuais" dizendo que não. Não há nada de sobrenatural nisso fazendo parte da humanidade. E essa energia vai acontecer, você acreditando ou não.

Todas as moléculas, proteínas, nosso corpo e toda a materialidade são feitos de substâncias que, por sua vez, são feitas de átomos. Esses átomos são constituídos de elétrons, prótons e nêutrons, que basicamente são energia. Então, podemos dizer que energia é essência e é fonte divina; com ela podemos nos curar e proporcionar cada vez mais o bem-estar ao nosso próximo.

O apanhado fitoterápico vem de buscas, estudos e de um resgate de conhecimentos populares. Estes já provaram por anos de uso seu efeito positivo no cotidiano do ser humano, sendo utilizados de várias formas: óleo essencial puro, tinturas, cataplasmas, infusões e decocções.

O poder do espírito ancestral das ervas também tem seus efeitos comprovados, com vários estudos e amparo dos Mentores da Luz e da vivência espiritual de milênios de várias culturas, visualizando e entrando em contato com essa Mãe Natureza, a nossa saudosa Jurema.

A *Alquimia Ancestral* é a junção da **fitoterapia**, tratando e auxiliando na cura da matéria e do corpo, à utilização do Espírito Vegetal, com as ervas concentradoras e expansoras, que auxiliam na cura da alma.

Fitoterapia é uma terapêutica conhecida e reconhecida que utiliza medicamentos/remédios, sendo seus constituintes ativos plantas ou derivados vegetais, cuja origem está no conhecimento e no uso popular. As plantas utilizadas para esse fim são tradicionalmente denominadas medicinais, como disse Pasquale em 1984.

Concentradoras e Expansoras

Agora, vamos definir alguns termos para a compreensão do uso das plantas **concentradoras** e **expansoras**. Esse é um conhecimento desenvolvido por nós junto aos Mestres Espirituais. Serve para simplificar e facilitar o uso das plantas, na forma xamânica e ancestral, para se conectar com o Sagrado e/ou ampliar a consciência e obter a cura efetiva que tanto procuramos.

Para facilitar o entendimento, vou usar uma alegoria que aprendi com um Grande Mestre da Luz, Senhor Exu Tiriri das Sete Encruzilhadas. É uma entidade pela qual temos muito respeito e acompanha o Bruno Grube, auxiliando na caridade e as pessoas que procuram um Amparo da Luz.

Imagine que somos como um copo de vidro e, quando nascemos, esse copo é limpo e vazio, pois não recordamos de nossas vidas passadas. Nossa espiritualidade, nossa essência está no fundo desse copo. À medida que vamos crescendo, com o nosso livre-arbítrio, escolhemos com que tipo de líquido preencheremos esse copo. Podem ser límpidos e cheios de amor, altruísmo, compaixão e sentimentos positivos, mas também líquidos sujos e opacos, cheios de ego, rancor, ódio e sentimentos negativos.

Se preenchermos com líquido límpido e transparente, mantemos esse copo limpo, e a expansão da consciência é contínua e plena, conseguindo melhorar e aprimorar nossas percepções. Mas, na maioria das vezes, até adquirirmos uma consciência, e também porque estamos em um mundo que é uma escola e devemos aprender com nossos erros e acertos, acabamos preenchendo esse copo com água suja, dando ouvidos ao nosso ego, às nossas emoções perturbadas e desenfreadas, que são energias que não precisamos carregar. Isso nos afasta do maior propósito, que é a abertura da consciência e o entender de uma humanidade universal e altruísta, também do que viemos para ser nesta Terra. Com isso, o copo vai se tornando sujo, insípido e opaco e de difícil lavagem, podendo até trincar o vidro. Quando esse copo está tão sujo, ou até mesmo trincado, começam as manifestações materiais, mentais, emocionais e espirituais de doenças e vários outros problemas. Veja que mesmo se colocarmos água limpa em um copo sujo, essa água se mantém por algum tempo, mas logo se transforma e se junta à sujeira da água. Se o copo está trincado, essa água escorre e se perde. Se o copo estiver cheio, essa água limpa é jogada para fora, assim, não conseguindo fazer a ponte entre nossa ancestralidade, espiritualidade e nosso corpo material. Essas energias negativas vão nos desviando do caminho que precisamos percorrer para o amadurecimento do espírito.

Veja que precisamos limpar o copo, antes de completar com água limpa e pura. Se ele estiver trincado, precisamos trocá-lo (mudar nossa visão ou caminho que estamos percorrendo).

As ervas, com seu espírito vegetal, vão nos auxiliar nesse processo de limpeza, purificação e cura, bem como nos preencher com a energia abundante da Fé, do Amor, do Conhecimento, da Justiça, da Lei, da Evolução e da Criatividade, que são os sete sentidos da vida, melhorando nossa percepção de vida e do mundo.

Portanto, as ervas **concentradoras** são aquelas que funcionam como limpadoras, civilizadoras, doutrinadoras, educadoras, iluminadoras, qualificadoras, preparadoras, domesticadoras, disciplinadoras, depurativas, esterilizadoras, desestimuladoras, dissolvedoras, desligadoras, desmontadoras, desagregadoras, quebradoras, encaminhadoras e curadoras, das energias negativas que impregnaram no copo. Funcionam como solventes astrais, que vão rastrear e encaminhar essas energias negativas para serem curadas, tanto energias negativas conscientes como inconscientes. Elas vão ser rastreadas e desligadas, retirando todo o vínculo negativo que se aglomerou no copo, limpando e encaminhando para que essa energia negativa não consiga se restabelecer novamente. Também zeram as energias, descarregando, embora em menor quantidade, energias positivas. Levam esse nome de **concentradoras**, porque estão dentro do Mistério do Conhecimento. Têm a capacidade de "puxar e concentrar" as energias negativas de todos os chacras e encaminhá-las até o chacra básico, para que sejam desligadas, descarregadas, cortadas, quebradas, transformadas, etc. Levam também esse nome porque se uma energia negativa for enviada, elas rastreiam e encontram o ponto inicial, concentram toda a energia negativa emanada nesse mesmo ponto para que seja educada, cortada e englobada pelo Mistério de cada planta.

Agora vem a pergunta: *"Mas, e se o copo estiver trincado?"* Além da utilização das ervas **concentradoras** para limpar e restabelecer o direcionamento, é preciso mudar e trocar o copo. Essas ervas vão auxiliar na montagem e na reconstrução de um novo copo, curando e restabelecendo novos padrões para a melhora da consciência, equilibrando, nutrindo, qualificando, concentrando e alinhando novos padrões. Elas têm a capacidade de aglutinar as energias positivas, propiciando um novo ambiente para que a expansão da consciência e a saúde retornem.

Já as ervas **expansoras** vão preencher, transformar, energizar, equilibrar, prosperar, alegrar, doar, impulsionar esse copo com energia e água limpa, auxiliando a cura que já começou com as ervas **concentradoras**. As ervas **expansoras** vão encher nosso copo com os sentimentos positivos dos sete sentidos da vida. São elas que vão sintonizar nossa antena com coragem, altruísmo, compaixão, amor, caridade, força de vontade e tantos outros sentimentos positivos que nos ajudam a retomar o equilíbrio. Assim, retornamos ao nosso caminho e ao nosso propósito de vida.

Essas ervas vão nos impulsionar, mas é nossa obrigação tomarmos conhecimento de nós mesmos, para entender nossos erros e trabalhar conscientemente para melhorá-los. Dessa forma, nos tornarmos uma versão melhorada e atualizada de nós mesmos. De nada adianta termos um conhecimento, se não soubermos aplicar e não nos esforçarmos para melhorar.

Aqui cabe uma mensagem do Caboclo Ubiratã, escrita no dia 26 de junho de 2020, a respeito da planta guiné:

"Guiné, as veiz vocês tão perdido, e ela dá a direção pra vóis, por isso que ela pode murchá, ela entrega a energia pra ajuda vocês a encontra a direção, e também coloca conhecimento, porque conhecimento sem direção, ou direção sem conhecimento, traz tristeza e burrice".

Na imagem a seguir você pode verificar a construção do pensamento e a forma de cura da *Alquimia Ancestral: o Reino Vegetal*.

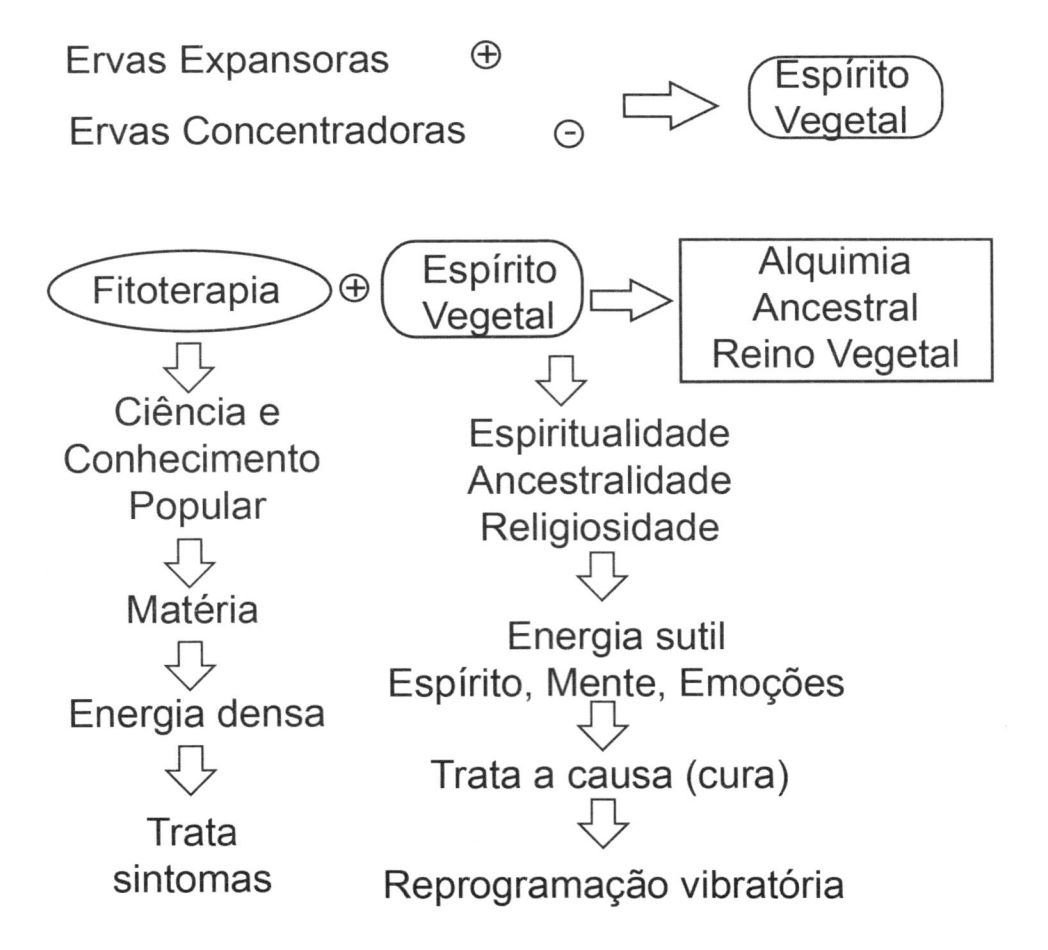

Ervas Expansoras ⊕
Ervas Concentradoras ⊖ ⇨ Espírito Vegetal

Fitoterapia ⊕ Espírito Vegetal ⇨ Alquimia Ancestral Reino Vegetal

⇩ ⇩
Ciência e Conhecimento Popular | Espiritualidade Ancestralidade Religiosidade
⇩ ⇩
Matéria | Energia sutil Espírito, Mente, Emoções
⇩ ⇩
Energia densa | Trata a causa (cura)
⇩ ⇩
Trata sintomas | Reprogramação vibratória

O uso do sal grosso

Para limpeza e descarrego de energias negativas, vem ao pensamento o uso do sal grosso. Apesar de não ser uma erva, vou comentar um pouco sobre ele, porque também pode ser utilizado para a limpeza do corpo e de ambientes.

Pense que se as plantas concentradoras fazem a limpeza pesada e encaminhamento, iluminação e cura de energias, o sal grosso tem a capacidade de limpeza pesadíssima. Isto é, esteriliza tudo, utilizando a força mineral. É um esterilizador completo das energias. Serve também para isolar lugares específicos para impedir o acesso de energias negativas. E, igualmente, para o fortalecimento da ligação com o Sagrado, para uma meditação mais tranquila em busca do silêncio, para escutar Olorum, Grande Espírito, Deus, Tupã, Guias e Mentores de Luz, dando maior sustentação para essa ligação. O sal grosso também pode ser utilizado em defumações e banhos.

Carvão vegetal

O carvão vegetal resulta da queima de uma biomassa vegetal, principalmente de grandes troncos. Nesse processo ocorre uma transformação em uma substância negra que é utilizada no processo de produção de energia.

O carvão é utilizado desde a Antiguidade para purificar óleos, líquidos, e, principalmente água se ingerido de forma medicinal, para a absorção de substâncias tóxicas do corpo.

No Brasil, há relatos de que os nativos brasileiros realizavam uma mistura de óleo e carvão vegetal para o combate de úlceras e tumores.

Essas informações nos levam a dizer que o carvão vegetal é um *esterilizador e curador*, assim *como o sal grosso*. Pode ser adicionado em uma poção, banho ou defumação, para purificar a pessoa e o ambiente.

Mas vem o questionamento: "*Se eu fizer uma defumação com carvão e colocar plantas expansoras, não vai descarregar as plantas?*" – Eu lhe respondo com aquele ditado – *Você quer ensinar o padre rezar a missa?!*

Veja, deixando a brincadeira de lado, vou responder além dessa pergunta. Como Caboclo Ubiratã me ensinou, as plantas são a Misericórdia Divina instalada na Terra. Elas sabem como nos auxiliar e fazer sua função com maestria. Nós, com nossa consciência maluca, acreditamos que podemos controlar tudo. Quando adquirimos consciência, entendemos que tudo tem um propósito e cada um ocupa seu lugar no ciclo da vida, sabendo exercê-lo com excepcionalidade. O que basta é ter a intenção, o foco, a concentração, o sentimento correto, claro, e ficar em silêncio. O restante elas fazem, e fazem muito bem. Além disso, a defumação tem a capacidade de puxar/concentrar as energias negativas para serem purificadas no fogo que é alimentado por esse carvão.

Com o entendimento do espírito vegetal, temos de ter consciência de que as plantas **concentradoras** não podem ser utilizadas com muita frequência. Seria como você usar demasiadamente solventes para limpar carro; chega um momento em que a tinta vai ficar machucada e desgastada. Isso também acontece com nossas energias, isto é, a energia positiva é desligada. Por isso, recomendo o uso somente das plantas concentradoras uma vez por semana, dependendo de suas atividades, ou se for usar em banhos seguidos, no máximo por três dias consecutivos. Agora, quanto às plantas **expansoras**, use, abuse e não se preocupe, elas estarão sempre lhe energizando. Só cuidado para não se sobrecarregar de energia positiva. Sabemos que tudo em excesso faz mal também, pois vai transbordar o copo de uma forma que a energia vai se perder. Um ensinamento do Grande Mestre Buda cabe muito bem aqui: *"Use o caminho do meio"*.

Para não precisar se preocupar com o uso repetitivo de plantas **concentradoras**, misture-as com ervas **expansoras**. Isso pode ser feito sem problema algum, utilizando bom senso e equilíbrio. Não se preocupe, uma não vai anular o efeito da outra. Como expliquei, elas têm a consciência da cura. Imagine que elas vão estar em conjunto, trabalhando como uma corrente, cada qual fazendo o seu papel.

O Reino Vegetal é a Misericórdia Divina Materializada na Terra. Ele sabe o que faz, tem uma consciência altruísta e quer nos ajudar, se nós permitirmos a ajuda e buscarmos seu amparo.

Observações Importantes

Antes de realizar qualquer formulação fitoterápica, é interessante conhecer a planta que se está utilizando. Tanto para ingestão quanto uso tópico, na forma de chás, tinturas, óleos, é importante lembrar que existem substâncias tóxicas e podem também causar irritações na pele. Algumas plantas são consideradas venenosas e, como na fitoterapia se extrai o princípio ativo químico da planta, alguns princípios ativos podem trazer contraindicações e problemas sérios à sua saúde. Principalmente no uso interno (ingerindo), tenho um pensamento e reforço: *"NÃO É PORQUE É NATURAL QUE NÃO FAZ MAL"*. – Então, informe-se. Se não souber o que está fazendo, a recomendação é "NÃO FAÇA", e procure orientação de um médico, farmacêutico, fitoterapeuta, etc.

Na utilização e manipulação do espírito vegetal, na energia sutil para tratamentos das emoções, de pensamentos desequilibrados e problemas espirituais, não precisamos usar grandes quantidades do vegetal. Um galhinho, uma folha, uma casca ou uma lasquinha já é o suficiente para a ativação energética. E como estamos trabalhando com energia, não é necessário o uso interno (ingerindo). Pode-se utilizar em banhos, amuletos de proteção, meditação, assentamentos vibratórios, vaporização, defumações e todas as formas que a intuição nos diz, usando o bom senso, e claro, muito Amor, Gratidão e Sabedoria. É interessante falar que todas as partes das plantas possuem sua essência vegetal, e que as indicações fitoterápicas podem ser diferentes da energia sutil. Não há problema nisso, podendo mudar apenas a forma de utilização.

Um ponto a ser frisado é que, mesmo com a cura do emocional, dos sentimentos, nunca abandone um tratamento alopático convencional sem a orientação médica. Aqui, estamos mostrando que o uso das plantas deve ser em conjunto com a medicina contemporânea, como um sinergismo de ação. Acreditamos que tudo que acontece neste mundo é com a autorização de Deus. A evolução tecnológica, a ciência e tudo se dão com Sua autorização; se Ele nos forneceu essa tecnologia, não podemos colocar a venda da ignorância e excluir os pensamentos, mas, sim, incluir. Tratar o corpo e a alma é algo que deve ser contínuo.

Já para as pessoas que não enfrentam nenhum tipo de problema de saúde, a *Alquimia Ancestral* pode potencializar sua visão de mundo. O despertar da sua consciência é, na verdade, o MAIOR OBJETIVO da *Alquimia Ancestral*. Refinar nosso contato com o mundo, com nós mesmos e com o Sagrado, que é esta vida maravilhosa que temos ao nosso redor.

É interessante dizer referente aos banhos que, apesar de sermos umbandistas e seguirmos uma doutrina, respeitamos todos os credos e todas as opiniões. Por entender que o livre-arbítrio é uma Bênção Divina, compreendemos que vários leitores acreditam que lavar a cabeça é algo que não deve ser realizado. Pensamos que você precisa fazer o que o faz sentir bem, respeitando sempre as orientações de onde está inserido.

Mas, sempre me vinha o questionamento de por que não poder tomar banho de cabeça, devendo apenas lavar a cabeça segundo o Orixá que faz parte do meu enredo energético, ou seja, do meu Ori. E a única explicação que me diziam era que poderia enlouquecer, ou porque não é permitido e ponto-final. Como aceitar por aceitar nunca foi o meu forte, fui pesquisar. Descobri, por alguns relatos bibliográficos, que os negros que vieram para o Brasil, em sua primeira chegada aqui, por não conhecer quais plantas eram tóxicas, não banhavam a cabeça por cautela, para não deixar cair ervas que poderiam provocar cegueira ou outros problemas.

Com isso, vieram o entendimento e uma explicação muito bacana que consegui canalizar com os ensinamentos que me foram passados. Nós somos a fagulha divina, somos a Luz de Deus, um pedacinho d'Ele, portanto, podemos dizer que Deus está em nós e que nós estamos em Deus. Nós somos Ele, com isso vem o pensamento: todos os Orixás são representações divinas, e tudo é criação d'Ele e somos Deus, ou filhos d'Ele, por isso entendo que não há mal algum em banhar sua cabeça, seu Ori – desde que a planta não seja venenosa nem traga problemas se cair nos olhos ou na mucosa bucal. Outro pensamento é de que nossa Cabeça, Nosso Ori, é o contato direto com o Sagrado, portanto, devemos deixar essa conexão a mais limpa possível. Mas se isso o incomoda, faça da forma que sua intuição e que sua cabeça acharem melhor.

É bom frisar também que não há problema em utilizar sal grosso, álcool (cachaça especificamente) ou carvão na cabeça. A única recomendação é que, como são esterilizadores, eles acabam diminuindo muito também as nossas energias positivas, e pode haver um cansaço um pouco maior que dificulta a conexão com o Alto. Logo, o uso dessas substâncias diretamente na cabeça deve ser sempre orientado, principalmente por Mestres da Luz, e apenas em casos de haver a necessidade extrema para tal.

Que todos nós possamos ouvir, sentir e falar com Deus e com nossa querida Mãe Natureza, que é o Amor Divino da Cura materializado em nossa realidade!

Estamos todos conectados pela Teia da Grande Mãe Aranha, como os Grandes Xamãs nos dizem, e com isso, se nos aprimorarmos e entendermos que somos um grãozinho de areia nesse Universo, temos a chance de, com humildade e respeito, chegar diante do Criador sem vergonha, muito menos com remorso, para que Ele nos inspire cada dia mais Fé, Amor, Conhecimento, Equilíbrio, Organização, Transformação e Criatividade.

O Conhecimento é expansivo, e sua essência é ensinar e expandir a consciência, para que, com Ele, consigamos nos desvencilhar das amarras da ilusão e da ignorância.

Alquimia Ancestral – O Reino Vegetal

A seguir, passamos a descrever as plantas em sua essência. Falaremos sobre a fitoterapia, suas indicações, usos, contraindicações e efeitos colaterais. E, claro, vamos falar sobre o espírito vegetal, a energia sutil de cada erva, explicando qual sua finalidade e forma de atuação de maneira simples.

Cada planta possui a essência curadora e o Amor Divino dentro de si, elas são 100% altruístas, com apontamentos e características específicas em cada uma, representando a Misericórdia Divina. São as forças que nos auxiliarão no impulsionamento da nossa abertura de consciência.

Começaremos com as plantas concentradoras, em seguida, com as plantas expansoras.

Plantas Concentradoras

Alho

Nome científico: *Allium sativum*.
Sinonímia: alho.

Alho, junto à cebola, é uma planta cujo cheiro remetia antigamente ao de pessoas mais pobres. É um poderoso curador natural, combatendo diversas doenças, além de um grande tempero na nossa cozinha. Também, espantar olho gordo e lobisomem.

Ações farmacoterapêuticas na fitoterapia: antibiótica; expectorante; provoca sudorese; reduz pressão arterial; anticoagulante; antidiabética; vermífuga; antisséptica; cicatrizante; antioxidante; anti-inflamatória; antifúngica.

Usos medicinais: é uma das plantas mais utilizadas e extremamente seguras. Indicada para quem tem colesterol alto, triglicerídeo alto, trombose, diabetes; é antisséptica; cicatrizante de feridas; auxilia na tuberculose, infecções respiratórias, asma, resfriado, gripe, renite, sinusite, tosses secas e produtivas; vermes intestinais; prostatite; diarreia; contra envelhecimento; acne; furúnculo; dor de ouvido; amigdalite; herpes simples; hipertensão; unhas quebradiças; micoses; vaginoses; infecções urinárias.

Partes utilizadas: toda a planta.
Contraindicações na fitoterapia: não há.

ESPÍRITO VEGETAL: desde as culturas mais antigas, é utilizado para exorcizar demônios e energias nefastas. Muito usado para afastar e proteger de energias negativas. Tem a capacidade de rastrear e encontrar magias e elementos que foram utilizados para prejudicar as

pessoas, desligando, desamarrando, desconectando, desnaturando essas energias. Auxilia muito na virilidade, no rompimento de laços com pessoas negativas e más. Acaba com os parasitas astrais de forma contundente, educando e encaminhando essas energias negativas. Tem a capacidade de transmutar essas energias negativas e curar tanto a pessoa quanto o obsessor. Consegue atravessar a linha do tempo para curar males da alma que há muito foram esquecidos mas estão lá no inconsciente, podendo ser até problemas que foram ocasionados em outras vidas. Encerra obsessões espirituais em nível sexual, que sugam a vitalidade. Atua do 1º ao 3º chacras.
Orixás: Obaluaiê, Nanã Buruquê, Logunã, Oxumaré e OMULO.
Classificação na Alquimia Ancestral: CONCENTRADORA.

AMORA-PRETA

Nomes científicos: *Rubus fruticosus, Morus Nigra*.
Sinonímias: amoreira, amora-negra, amora-selvagem, amoreira-do-bicho-da-seda, amoreira preta.
Originária das áreas temperadas da Europa, adaptou-se em todo o mundo. Muito utilizada e apreciada nas Américas e na Austrália. O médico grego Dioscórides recomendava o fruto preparado para gargarejo e dor de garganta. Acredita-se que as amoreiras cujos galhos formassem um arco tinham propriedades mágicas. Na Inglaterra, colocava-se crianças com hérnia embaixo de seus galhos para obter a cura milagrosa. É na verdade um arbusto gigante que se adaptou muito bem às Américas. Cresce até mesmo em terrenos baldios com muita facilidade.
Ações farmacoterapêuticas na fitoterapia: adstringente; rica em vitamina C; antioxidante; anti-inflamatória; circulatória; antisséptica; cicatrizante.
Usos medicinais: as folhas podem ser utilizadas para escorbuto; diarreias; hemorroidas; cicatrizante de feridas; cortes; queimaduras; afecções bucais; gengivite; dor de dente; dor de garganta; varizes; conjuntivite; artrite e dores nas articulações; furúnculos; corrimentos vaginais; protetor cardíaco; e usada em produtos cosméticos.
Partes utilizadas: folhas e frutos.

Contraindicações na fitoterapia: o consumo dos frutos não tem contraindicações. Agora o consumo da decocção ou tintura das folhas pode provocar contrações uterinas. Não é interessante utilizar no primeiro trimestre de gravidez. Cuidado com sua utilização com antiagregantes plaquetários.

ESPÍRITO VEGETAL: é uma árvore anciã e traz sabedoria, amor e carinho em sua energia vegetal. Transforma, transmuta, muda a frequência para impulsionar a vida para o próximo passo. Auxilia-nos na evolução espiritual, e nos ensina a ligação entre o espírito e a matéria. Cura nossas emoções perturbadas e carentes, nos dá o colo de Mãe e Avó Natureza. Ajuda na cura e na limpeza. Encontra e desliga, desnatura e decanta qualquer energia negativa, concentrando para ser educada e transformada para o próximo passo, a Luz. Ajuda na reconstrução do emocional abalado. Uma árvore que carrega em si o Mistério Ancião. Auxilia na compreensão do mundo e no respeito do que veio antes. Atua em todos os chacras. Existem várias lendas que dizem que os espíritos perdidos encontram sempre o caminho embaixo de uma Amoreira.

Orixás: Oxalá, Obaluaiê, Nanã Buruquê e Oxum. Muito bem manipulada pelos Mistérios da Esquerda.

Classificação na Alquimia Ancestral: CONCENTRADORA.

Aroeira

Nomes científicos: *Schinus terebinthifolius, Schinus antarthritica* e *Schinus aroeira*.

Sinonímias: aroeira-mansa, aroeirinha, aroeira-vermelha, araguaraíba, pimenta-rosa, aroeira-branca, aroeira-pimenteira, aroeira-mole.

Existe outro tipo de aroeira, que é a *Litharea molleoides* ou *Litharea brasiliensis* – essa é a aroeira brava, muito tóxica, pode causar dermatites, eritema e urticárias.

Nativa da América do Sul, é uma árvore que se desenvolve muito bem nas regiões temperadas. Não é difícil você estar andando na cidade e encontrar uma aroeira "perdida" no meio da selva de pedra, pelo menos na Região Sul do Brasil.

Seus frutos são as pimentinhas rosa, usadas na culinária, e ajudam a temperar carnes e peixes.

Ações farmacoterapêuticas na fitoterapia: antirreumática; anti-inflamatória; analgésica; antimicrobiana; digestiva; expectorante; sudorífica.

Usos medicinais: diminui a diarreia; auxilia muito em dores articulares; reumatismo; artrites; flebite. Ajuda no combate a infecções de pele; combate a erisipela; ajuda na digestão e combate da azia e gastrite; auxilia na bronquite e tosses produtivas; dores ciáticas; gota; tuberculose; sífilis; cistites; infecções em regiões geniturinárias; dor de dente.

Partes utilizadas: casca, frutos e folhas.

Contraindicações na fitoterapia: para as pessoas de pele sensível, pode ocasionar urticária. Não confundir com a *Litharea molleoides* ou *Litharea brasiliensis*. O uso abusivo pode causar efeitos de intoxicação, dores abdominais, diarreias e vômitos. Contraindicado para mulheres grávidas.

ESPÍRITO VEGETAL: uma planta que traz o caráter ígneo, do fogo purificador. Ajuda na abertura de caminhos e no consumo e purificação de energias negativas. Reveste nosso corpo com a proteção e armaduras divinas. Auxilia no equilíbrio de nossa vida. Alinhamento entre o corpo, a mente, espírito e emoções. Encaminha e educa qualquer tipo de energia negativa, criada ou mandada. Atua do 1º ao 5º chacras.

Orixás: Egunitá, Xangô, Ogum, Iansã.

Classificação na Alquimia Ancestral: CONCENTRADORA.

Arruda

Nomes científicos: *Ruta graveolens, Ruta montana, Ruta stiva, Ruta hortensis, Ruta latifolia.*

Sinonímias: arruda-fedorenta, arruda-doméstica, arruda-dos-jardins, ruta-de-cheiro-forte, fedidinha.

Originária do Mediterrâneo, mas cultivada no mundo inteiro. É utilizada desde a Idade Média pelos gregos e romanos. Foi muito usada para estimular a menstruação e induzir o aborto e, também, para melhorar a visão. Quem nunca colocou arruda atrás da orelha para evitar olho gordo, levante a mão!

"Arruda acredita tanto no potencial de vocês, que ela cede toda sua vitalidade, acreditando que vocês vão melhorar. Ela elimina tudo que é de ruim, que você não sabe o que tá acontecendo. Purifica e encaminha o que precisa, queima e cauteriza a ferida." (Caboclo Ubiratã, psicografado no dia 26 de junho de 2020 por Carlos Ramon S. Carneiro).

Ações farmacoterapêuticas na fitoterapia: bactericida; emenagoga; anti-inflamatória; antirreumática; antitérmica; analgésica; vermífuga; fortificante; repelente de insetos; calmante; antiepiléptica.

Usos medicinais: dores de cabeça; dor de dente; dor de ouvido; cólicas intestinais e estomacais; gases; rouquidão; cólica menstrual; dores de ovário; antitérmica; inflamações na pele; cãimbra. Tratamento de amenorreia; afecções bucais; antisséptica. Utilizada na conjuntivite; infecções de pele e de ouvido; reumatismo; trombose; hematomas; tratamento de infecções nos aparelhos genitais e respiratório; tosse; sinusite; infecção intestinal; infecção de bexiga; infecção de rins; calmante; digestivo; para rigidez de pescoço; tonturas; convulsões; diabetes; nevralgia e paralisia facial. Como repelente de insetos é bem eficaz. Para tratamento de sarna, piolho e vermes; também para picadas de cobra. Planta rica em óleos essenciais, cumarinas, rutinas; em pesquisas recentes sugerem a utilização de arruda ou seu extrato tem efeito apoptótico (estimulante de morte celular). Essa característica auxilia muito no processo de tratamento de câncer, diminuindo a proliferação celular.

Partes utilizadas: partes aéreas.

Contraindicações na fitoterapia: é uma planta que deve ser usada com muita cautela internamente. Em altas dosagens, ela é tóxica, provocando vômito, problemas hepáticos, alucinações e até mesmo coma. É contraindicada para mulheres grávidas ou amamentando, porque tem características abortivas. Pode causar alergias e dermatites em pessoas sensíveis na hora do seu manuseio.

ESPÍRITO VEGETAL: é uma planta que não tem como não sentir uma atração, um carinho e sua energia vitalizadora. É uma das plantas pelas quais mais tenho simpatia, pela lembrança de avô e avó, quando sinto seu perfume. É uma erva completamente altruísta, todas são, mas a arruda é fora do normal. Ela cura o ambiente, as pessoas, as plantas, os animais que estão à sua volta. Ela cede sua energia vital, se sentir que o desânimo tomou conta da sua vida. Ajuda a movimentar

as energias, retira, desliga, desnatura e abrasa as energias negativas do ambiente, espantando desânimo, mau-olhado e inveja. Encontra e corta qualquer laço de energia negativa. É curadora por excelência, e tem a capacidade de queimar nossas negatividades, purificando, equilibrando e aquecendo nossas vidas. Atua muito no terceiro e quarto chacras, mas faz uma limpeza e energização em todos.
Orixás: Obaluaiê, Oxóssi, Xangô e Egunitá.
Classificação na Alquimia Ancestral: CONCENTRADORA.

Bardana

Nomes científicos: *Arctium lappa, Lappa officinalis, Lappa major.*
Sinonímias: pega-massa, pega-massos, pega-moço, orelha-de-gigante.

Uma das plantas mais depurativas e desintoxicantes que existem. Nativa da Eurásia (Europa e da Ásia), hoje cresce em todas as regiões temperadas do mundo. Tem seu uso relatado desde a Antiguidade, sempre presente em várias formulações para cura. No Oriente, principalmente no Japão, ela é consumida em saladas.

Ações farmacoterapêuticas na fitoterapia: desintoxicante; diurético leve; antibiótica; antisséptica; antifúngica; hipoglicemiante; anti-inflamatória.

Usos medicinais: para faringites; amigdalites; furúnculos; erupções na pele; infecções cutâneas; micoses de unha; de pele; diabetes; cálculos biliares; cálculos renais; herpes; sarna. Remove toxinas, diarreia, acne; psoríase. Utilizada muito para tratar infecções de garganta; problemas dermatológicos crônicos. Ajuda até mesmo a eliminar metais pesados.

Partes utilizadas: toda a planta.

Contraindicações na fitoterapia: como tem efeito hipoglicemiante, cuidar para não dar hipoglicemia de rebote.

ESPÍRITO VEGETAL: uma planta que tem a capacidade de encontrar, limpar, desintoxicar, desagregar, encerrar, curar, educar, transformar toda a energia negativa presente e circulante em nossa volta. Uma concentradora e curadora por excelência. Auxilia no rompimento e encerramento de pensamentos negativos. Ajuda a enfrentar nossos carmas, até mesmo aqueles que trazemos de outras vidas e que não conseguimos encerrar, essa planta nos ajuda a compreendê-los, entendê-los e encerrá-los. Traz à tona a fé, o carinho e a esperança. Auxilia na eliminação da depressão e estados de melancolias profundos, ajustando, transformando e equilibrando nossas emoções. Ajuda a encontrar nossa força curadora ancestral. Atua em todos os chacras.

Orixás: Oxalá, Logunã, OMULO, Obaluaiê, Nanã Buruquê.
***Classificação na Alquimia Ancestral:* CONCENTRADORA.**

CARDO-DE-NOSSA-SENHORA

Nomes científicos: *Silybum marianum, Carduus marianus, Cardus benedictus, Centaurea benedicta, Cnicus benedictus, Cardus mariae, Cirsium maculatum, Mariana lactea, Silybum maculatum.*

Sinonímias: cardo-mariano, cardo-de-santa-maria, cardo-santo, silimarina, cardo-bento, cardo-leiteiro, amor-de-hortelão, cardo-branco, serralha de folhas pintadas, cardo-estrelado, espinheiro- alvar, cardo-de-burro.

Essa planta tem seu relato no *De Materia Medica*, escrito por Dioscórides, o pai da farmacognosia. Seu receptáculo floral é comestível como o da alcachofra. Existem várias pesquisas que mostram seu efeito quimioprotetor e anticancerígeno. Essa planta leva esse nome, pois acreditam que Nossa Senhora amamentava Jesus sob o arbusto dessa planta, e por esse motivo suas folhas possuem manchas brancas. Essa planta produz a silimarina, composto químico muito utilizado na medicina para tratamento de problemas do fígado.

Ações farmacoterapêuticas na fitoterapia: hepatoprotetora; quimioprotetora; anticancerígena; galactogoga; antialérgica; anti-hipertensiva; hipolipemiante; venotônica; cardiotônica suave. Ajuda na memória; imunomoduladora; emenagoga. Auxilia a reduzir a resistência periférica à insulina.

Usos medicinais: hepatite viral; hepatite alcoólica; hepatite medicamentosa; esteatose hepática; cirroses. Auxilia na quimioterapia, protegendo o fígado e também contra as células tumorais. Para rinites; sinusites; eczemas na pele; urticária; feridas. Auxilia na circulação; na metabolização de gorduras; varizes; cólicas menstruais; cistites; problemas urinários.

Partes utilizadas: inflorescências, sementes, raízes e folhas.
Contraindicações na fitoterapia: causa raramente reações alérgicas. Pessoas que utilizam medicamentos antiagregantes plaquetários devem usar com cautela.
ESPÍRITO VEGETAL: é uma planta que traz o amor fraternal, principalmente em relação ao companheiro e a seus filhos. Traz à tona acontecimentos do passado que foram mal-resolvidos, para que, com clareza, amor e principalmente com sinceridade sejam resolvidos. Auxilia na transmutação dessas energias, encerrando o que precisa e ajudando no próximo passo. Traz a verdade para si, ajuda a combater a depressão e dependência emocional. Traz a compreensão, a tranquilidade para que se enxerguem as coisas do passado como aprendizado, e não como algo nefasto e errado. Ilumina as negatividades, expondo-as para que sejam digeridas, decantadas e transformadas, servindo de adubo para nosso crescimento mental, espiritual, emocional e material. Ajuda a encontrar aquilo que já foi esquecido, mas precisa ser resolvido. Atua em todos os chacras.
Orixás: Iemanjá, Nanã, Oxalá, Logunã, Obaluaiê, OMULO e Oxóssi.
Classificação na Alquimia Ancestral: CONCENTRADORA.

CÁSCARA-SAGRADA

Nome científico: *Rhamnus purshiana.*
Sinonímias: californian buckthorn, cáscara-santa.
É uma árvore nativa das montanhas rochosas dos Estados Unidos, América do Norte, hoje está presente em todas as Américas.
Utilizada há muito tempo pelos nativos como purgativa e tônica, sua primeira descrição botânica foi em 1814.
Ações farmacoterapêuticas na fitoterapia: extremamente purgativa; colerética; colagoga; hipocolesterolemiante.
Usos medicinais: prisão de ventre; emagrecedora; desobstrução do cólon; má digestão; limpeza do cólon; desintoxicante.
Partes utilizadas: casca do caule seco e as folhas. Na fitoterapia, é utilizado apenas o caule.
Contraindicações na fitoterapia: utilização por no máximo dez dias seguidos, pode irritar muito o intestino. Não utilizar na gravidez nem na lactação.

ESPÍRITO VEGETAL: é uma árvore que mostra a firmeza, a certeza de pensamento e de caminhar. Ajuda a trazer o equilíbrio entre emocional e razão. Ajuda muito na questão material, na atração de abundância e prosperidade. Protege e auxilia em problemas com a justiça. Combate a tristeza e a melancolia. Coloca em movimento coisas estagnadas. Ajuda na limpeza do chacra coronário, para fazer uma ligação direta e concreta com o Alto. Mostra que devemos sentir as emoções, mas devemos ter o crivo da razão em nossa vida. Tudo tem que ter a emoção do sentir, mas saber agir de acordo com a razão é de suma importância. Traz vigor, vitalidade, equilíbrio e firmeza. Atua em todos os chacras.
Orixás: Oxalá, Xangô, Ogum e Oxóssi.
Classificação na Alquimia Ancestral: CONCENTRADORA.

CASTANHA-DA-ÍNDIA

Nome científico: *Aesculus hippocastanum*.
Sinonímia: castanheiro-da-índia.
Uma planta que recebe esse nome porque se acreditava que era nativa da Índia, mas, na verdade, é natural do Sudeste da Europa; hoje cresce nas regiões temperadas de todo o mundo.
Ações farmacoterapêuticas na fitoterapia: tônico venoso; adstringente; anti-inflamatória; antioxidante; reduz a retenção de líquido; melhora a circulação do sistema linfático; tônico cardíaco; cicatrizante.
Usos medicinais: o extrato de sementes de castanha-da-índia tem efeitos circulatórios bem fundamentados em pesquisas científicas. Consumido via oral ou aplicado externamente, tonifica os tecidos e reduz o inchaço e a dor das varizes. Auxilia como tônico cardíaco e na circulação de todo o corpo, principalmente das pernas; hemorroidas; varizes; inchaço; queimaduras; úlceras varicosas; reumatismo. Pode ser ingerida na forma de decocção; infusão; tinturas, óleos; pós em cápsulas ou comprimidos. Em unguentos, óleos e cataplasmas e emplastros para cicatrizar feridas. A infusão também pode ser utilizada para problemas respiratórios (pode ser usada em cavalos para esse fim também).
Partes utilizadas: toda a planta. As folhas são mais utilizadas no preparo de loções, as sementes têm maior concentração de princípios ativos e a casca tem maior efeito adstringente (ajuda na cicatrização).

Contraindicações na fitoterapia: pode interagir com anticoagulantes. Causa desconforto gástrico, não é adequada para crianças.

ESPÍRITO VEGETAL: é uma planta que traz a força do equilíbrio, da razão e do fogo purificador. Auxilia no ajuste e quebra de obsessões espirituais, formas de pensamentos depravadas, desligamento de energias negativas que sugam nossa vitalidade. Também coloca em movimento algo que está estagnado. Traz a razão para enfrentar os desafios, ajudando a transpor barreiras da mente, quebrando formas de pensamentos limitantes e aprisionadoras. Encontra, revela e destrói as energias negativas feitas. Atua do 2º até o 5º chacras.

Orixás: Egunitá, Xangô, Iansã e Ogum.

Classificação na Alquimia Ancestral: CONCENTRADORA.

Catinga-de-mulata

Nome científico: *Tanacetum vulgare.*

Sinonímias: erva contra vermes, cheiro-de-mulata, tanásia, tasneira, tanaceto, anil-bravo, botão amarelo, palminha, erva-de-são-marcos, cordão-de-frade, cordão-de-são-francisco.

Uma planta que não foi mencionada em textos clássicos, mas era a descrita por herboristas medievais. Muito utilizada como planta vermífuga. Nativa das regiões temperadas no Hemisfério Norte, hoje cresce bem em todas as regiões temperadas do mundo. Uma erva com um cheiro único e maravilhoso.

Ações farmacoterapêuticas na fitoterapia: adstringente; antiparasitária; vermífuga; antirreumática; emenagogo.

Usos medicinais: piolhos; dores articulares; torções; fraturas; luxações; pancadas; lombriga; furúnculos; hemorragia por causa da menstruação; gota; diarreia; reumatismo.

Partes utilizadas: partes aéreas.

Contraindicações na fitoterapia: contraindicada para mulheres grávidas, possui ácido tanásico e tanacetona que são tóxicos, não devem ser tomados em grande quantidade, podendo causar intoxicação e irritação gástrica, causando vômitos, diarreias, tonturas, alucinações, convulsões e até coma. Pessoas com problemas renais devem fazer o uso com cuidado, pois alta dosagem pode interferir no funcionamento do rim, causando falência renal. Também pode passar para o leite materno. Uso interno não é recomendado.

ESPÍRITO VEGETAL: uma erva que mostra para que veio. Ela traz a força da razão, a firmeza e retira a ilusão de nossas mentes. Quebra, educa, encontra e encaminha energias negativas, principalmente criadas pelos nossos próprios pensamentos e também por formas-pensamentos de outras pessoas emitindo energias negativas. Auxilia na concretização de projetos e equilibra todas as nossas razões, traz foco e concentração. Traz lucidez à mente cinzenta e ofuscada por ilusões mirabolantes. Age muito bem em todos os chacras. Espanta para longe maus espíritos. Mostra a determinação e a serenidade do que passou, passou e devemos seguir em frente para algo melhor.
Orixás: Oxóssi, Xangô, Obá.
Classificação na Alquimia Ancestral: CONCENTRADORA.

Cavalinha

Nome científico: *Equisetum arvense*.
Sinonímias: rabo-de-cavalo, cavalinha-dos-campos, cauda-de-cavalo, milho-de-cobra.

Tem esse nome porque era amarrada nos rabos dos animais para espantar as moscas. Seu alto teor de sílica a torna abrasiva. Antigamente, era utilizada para polir metal e madeira. Planta nativa da África, Ásia, Europa e Américas, preferindo climas úmidos. Sua forma lembra uma lança ou um minibambu.

Ações farmacoterapêuticas na fitoterapia: adstringente; antisséptica; bactericida; cicatrizante; diurética.
Usos medicinais: nefrites; cistites; infecções geniturinárias. Excelente contra infecções de *Staphylococcus aureus*; hemorragia nasal. Diminui fluxo menstrual intenso; diminui queda de cabelo e inchaço. Cicatriza e estanca hemorragias. Na pele, para eczemas cutâneos; furúnculos; gengivites; conjuntivites; auxilia na elasticidade da pele.
Partes utilizadas: partes aéreas.
Contraindicações na fitoterapia: não há relatos significativos de contraindicações, mas não é indicada para grávidas, por não haver estudos complementares. Ela também degrada a vitamina B, se for utilizada por longos períodos, deve ser administrada concomitantemente com suplementação.

ESPÍRITO VEGETAL: auxilia na proteção e a espantar energias egoístas e densas. Ajuda no equilíbrio entre razão e espírito; auxilia na eliminação de sentimentos de ódio e rancor, trazendo respeito. Também, na distinção de certo e errado.Traz autoconfiança e respeito para com as coisas materiais. Cobre-nos com a armadura Sagrada do Divino. Atua principalmente no terceiro chacra. Traz coragem, determinação para guerrear as batalhas da vida. Mostra que nem sempre se conquistam as coisas por meio de guerra, mas pelo bom senso, dedicação e ao encontrar seu caminho verdadeiro.
Orixás: Xangô, Ogum, Iansã.
Classificação na Alquimia Ancestral: CONCENTRADORA.

Cebola

Nome científico: *Allium cepa.*
Sinonímia: cebola.
É uma planta usada há milênios e recomendada ao redor do mundo para vários tipos de doenças, eczemas e feridas. Tinha-se o conhecimento de suas propriedades mágicas, que eram colocadas nas portas para afastar a peste na Europa. A cebolinha macerada era utilizada para combater picadas de insetos pelos índios norte-americanos. Uma planta que se espalhou há milênios por todo o mundo.
Ações farmacoterapêuticas na fitoterapia: diurética; antibiótica; anti-inflamatória; analgésica; expectorante; antirreumática; circulatória; afrodisíaca.
Usos medicinais: dor de ouvido; melhora a circulação dos membros inferiores; furúnculos; abscessos; carbúnculos; distensão abdominal; resfriado; tosses produtivas; dor de ouvido. Como cataplasma para drenar pus de feridas; infecções bucais; cáries. Cosmeticamente, auxilia no crescimento capilar.
Partes utilizadas: bulbo e partes aéreas.
Contraindicações na fitoterapia: não há contraindicação.
ESPÍRITO VEGETAL: é uma erva educadora como o alho, tem a capacidade de encontrar, desintegrar, paralisar, encerrar, desmanchar energias negativas, que estão impregnadas em nosso corpo e no ambiente. Muito usada para afastar espíritos densos e negativos. Traz proteção e segurança. Ajuda bastante a desligar e encerrar obsessões espirituais, além de casos de vampirismo espiritual. Quebra a ligação

com energias sexuais desequilibradas. Ajuda a encerrar pensamentos obsessivos e repetitivos, que nos fazem mal. Atua no 1º e 2º chacras. Traz a força e a firmeza da Mãe Terra.
Orixás: Oxumaré, Obaluaiê e OMULO.
Classificação na Alquimia Ancestral: CONCENTRADORA.

Cipó-milomi

Nomes científicos: *Aristolochia cymbifera, Aristolochia sp.*

Sinonímias: cipó-mil-homens, jarrinha, capa-homem, mil-homens, cipó-mata-cobras, jarro, papo, papo de peru, patinho, aristolóquia.

Todas do gênero *Aristolochia* são plantas tóxicas, mas podem ser usadas como ornamentos e de várias formas ritualísticas em banhos, defumações, *sprays* e firmezas. Antigamente se utilizava de forma interna, mas hoje se descobriu que ela causa danos renais, o uso contínuo pode causar falência renal.

Ações farmacoterapêuticas na fitoterapia: anti-inflamatória; emenagoga; estimulante sexual; antisséptica; sudorífera; adstringente; cicatrizante; sedativa.

Usos medicinais: varicosas; prostatite; disfunção erétil; cistite; nefrites; febres; malária; gota; hemorroida; picada de cobra; indutora de menstruação. Indicada apenas como uso tópico e externo, com muita cautela.

Partes utilizadas: raiz, partes aéreas.

Contraindicações na fitoterapia: seu uso interno é proibido em vários países, inclusive no Brasil pela Anvisa. É uma planta extremamente tóxica para os rins. Possui o ácido aristolóquico, uma substância que induz à falência renal e, também, é carcinogênico. Apesar da lentidão do aparecimento dos sintomas, pode trazer grandes problemas à saúde. UMA PLANTA QUE NÃO SE RECOMENDA SEU USO INTERNO.

ESPÍRITO VEGETAL: é uma planta que traz em si a vitalidade, a força de um punho firme equilibrado e com conhecimento. Não deixa a pessoa tremer nas bases, traz a força da verdade acompanhada da razão. Ela encontra, purifica, desliga, equilibra, educa e encaminha qualquer energia negativa. Quebra demandas de amarração para desejo egoísta de achar que as pessoas são "donas " uma das outras. Auxilia no desligamento de relacionamentos mentirosos e que escravizam as pessoas. É força do fogo purificador. Quebra energias densas também de ordem sexual, que acabam desvirtuando esse sentido. Auxilia muito no tratamento do 1º ao 3º chacras.

Orixás: Xangô, Egunitá, Obá, Oxumaré e Oxóssi.
Classificação na Alquimia Ancestral: CONCENTRADORA.

CIPRESTE

Nome científico: *Cupressus sempervirens.*
Sinonímias: cipreste-comum, cipreste-italiano, cipreste-do--mediterrâneo.

Nativa da Turquia, hoje muito cultivada no mundo como ornamental em quintais e jardins. Uma árvore que pode ser associada com o junípero americano, uma planta sagrada para os nativos. Auxilia na proteção e limpeza energética de ambientes, principalmente de assentamentos e rituais. Um ditado nativo norte-americano diz: *"Onde tiver cheiro de junípero, o Diabo não pode ser encontrado"*. Conhecida também como árvore da vida, tudo isso pode ser arremetido ao cipreste. Traz paz, tranquilidade e equilíbrio ao local e às pessoas que fazem seu uso.

Ações farmacoterapêuticas na fitoterapia: antiespasmódico; anti-inflamatório; antisséptico; sedativo; sudorífero; repelente de inseto; adstringente; cicatrizante.

Usos medicinais: mais utilizado como ornamentação e decoração de jardins. Seu óleo essencial, tintura ou unguento serve para veias varicosas, hemorroidas. Ajuda na transpiração excessiva, principalmente de pés e mãos. Em infusão ou decocção, pode ser ingerido com cuidado para resfriados; antigripal; para amigdalites, dores de garganta, tosses, dores reumáticas.

Partes utilizadas: cones, galhos.
Contraindicações na fitoterapia: o óleo essencial puro não deve ser ingerido, apenas uso externo.

ESPÍRITO VEGETAL: é uma árvore que remete à firmeza de seu tronco. Mostra dureza, equilíbrio e firmeza de propósitos. Ajuda a encontrar e purificar energias negativas. Faz um campo protetor em nossa volta, auxiliando na proteção de invasão de energias

negativas. Traz a prosperidade e a justiça. Sua energia nos abraça e nos conforta com paz e tranquilidade. O Equilíbrio é a palavra-chave aqui, ajuda no alinhamento material e espiritual, ensina que as relações são sagradas e que sentimos com o coração, mas temos o dever de pensar com a razão. Atua do 2º ao 4º chacras.
Orixás: Oxalá, Oxóssi, Xangô, Egunitá e Ogum.
Classificação na Alquimia Ancestral: CONCENTRADORA.

Comigo-ninguém-pode

Nome científico: *Dieffenbachia seguine.*
Sinonímias: cana-de-mudo, aningapara.

Esta planta não é medicinal na fitoterapia, muito pelo contrário, é extremamente tóxica, não pode ser ingerida, nem entrar em contato com nenhuma mucosa. Pode causar edemas e parada cardiorrespiratória, cegueira, e, dependendo do peso corporal, pode matar se ingerida em grande quantidade. É interessante deixá-la longe do contato com crianças pequenas e animais domésticos, por seu muito perigosa. Mas é uma excelente planta para purificar o ar, pois absorve gases tóxicos que nos prejudicam, liberando uma grande quantidade de oxigênio, excelente para colocar em lugares como quarto e sala de estar.

A Nasa tem pesquisas com a comigo-ninguém-pode e outras plantas, para levá-las ao espaço, a fim de auxiliar na qualidade do oxigênio.

Contraindicações na fitoterapia: é uma planta que não deve ser usada, NUNCA, de forma interna. É bem tóxica. Cuidado ao manipular essa planta, ela solta umas farpas que, em contato com a pele, trazem alergias e urticárias. Também, o contato com a mucosa dos olhos pode cegar permanentemente, por isso, também não é indicada para banhos.

ESPÍRITO VEGETAL: é uma planta que não usamos em banhos, por ser materialmente tóxica. Mas pode ser usada em assentamentos e em vasos de proteção espalhados no ambiente. Ela tem a característica do movimento do vento, do balanço da saia, iluminando nossas negatividades para que sejam limpas e encaminhadas. Ela encontra, ilumina, direciona, desliga, purifica, encaminha energias negativas. Purifica nossos desejos e intenções tóxicas, nos ensina a ter a presença do feminino em nossa vida. Aqui, é a representação de como o balanço de uma saia consegue retirar e limpar toda a negatividade do ambiente.

Orixás: Oxalá, Iansã, Logunã. É uma erva cujo espírito vegetal atua muito bem com as forças da esquerda, principalmente a Pombagira.

Classificação na Alquimia Ancestral: CONCENTRADORA.

Confrei

Nome científico: *Symphytum officinale.*

Sinonímias: consólida, confrei-russo, leite-vegetal, língua-de-vaca.

Confrei é uma variação de linguagem do latim *"con firma"*, que é para dizer que o osso ficou firme. Nativo da Europa, hoje cresce em todas as regiões temperadas do planeta. Sua força de cicatrização é tão forte, que seu uso só deve ser feito depois de uma limpeza muito bem realizada do ferimento.

Ações farmacoterapêuticas na fitoterapia: demulcente (amaciante, suaviza); adstringente; anti-inflamatório; cicatrizante de feridas e fraturas.

Usos medicinais: para fraturas; quebraduras; torções; lesões esportivas; contusões; escoriações; feridas; queimaduras; dor na lombar; osteoartrite; dor ciática; picadas de inseto; acne; mastite; furúnculos.

Partes utilizadas: toda a planta.

Contraindicações na fitoterapia: não ingerir em hipótese alguma. Hepatotóxica. Não utilizar em feridas sujas, a cicatrização rápida pode aprisionar pus ou sujeira.

ESPÍRITO VEGETAL: é uma erva concentradora, educadora e curadora, que restabelece a saúde e encaminha os sofredores. Tem a força da transformação e do amor de ligação. Absorve e concentra as energias negativas, transformando negativo em positivo, rancor em perdão, ódio em amor. Traz a calma, a paciência. Ajuda no controle dos sentimentos, mas, para isso, devemos saber escutar o nosso Espírito. Estimula a criatividade. Atua no 6° e 7° chacras.

Orixás: Oxalá, Iemanjá, Obaluaiê, Nanã Buruquê e Obá.
Classificação na Alquimia Ancestral: CONCENTRADORA.

DRACENA-ROXA

Nome científico: *Cordyline terminalis*.

Sinonímias: pereguim-roxo, crodiline-roxo, dracena-vermelha, dracena.

É uma planta arbustiva nativa da Índia e da Malásia, muito usada no paisagismo. Não é uma planta utilizada na fitoterapia, mas em sua forma ritualística. Seu espírito vegetal é exuberante. Uma planta que não gosta de muita água.

Contraindicações na fitoterapia: uma planta que não é utilizada na fitoterapia, portanto, não é recomendado seu uso interno.

ESPÍRITO VEGETAL: é uma planta que tem seu espírito concentrador e anulador. Traz consigo o poder da Ancestralidade. Pode muito bem ser utilizada em locais estratégicos para evitar mau-olhado, inveja e a entrada de energias negativas no seu ambiente. Vai encontrar, concentrar e anular qualquer tipo de energia negativa, doentia e mórbida do ambiente. É uma planta curadora por excelência. Auxilia no encerramento e, em seguida, na transformação para uma nova vida. Esgota qualquer tipo de energia nefasta. Atua em todos os chacras, mais especificamente no básico. Onde peregum--roxo está nenhum obsessor fica, pois logo é recolhido para dentro de seu Mistério.

Orixás: Obá, OMULO, Nanã Buruquê e Obaluaiê.
Classificação na Alquimia Ancestral: CONCENTRADORA.

ESPADA-DE-SANTA-BÁRBARA

Nomes científicos: *Sansevieria trifasciata* e *Sansevieria zeylanica*.

Sinonímias: espada-de-iansã, língua-de-sogra, espada-de-santa-rita. É aquela espada com borda amarelada.

Como a espada-de-são-jorge, a espada-de-santa-bárbara não é usada na fitoterapia, por ser extremamente tóxica. Mas, na *Alquimia Ancestral*, ela tem um valor evidente. A cultura popular diz que a espada-de-são-jorge é macho, e a espada-de-santa-bárbara é a fêmea. Em nossa egrégora, isso funcionou de forma fantástica, pois são plantas do mesmo gênero botânico que auxiliam muito em nossos caminhos.

Contraindicações na fitoterapia: não utilizar em hipótese alguma de forma interna. Os banhos são indicados do pescoço para baixo, para evitar o contato com os olhos e a boca.

ESPÍRITO VEGETAL: sua forma como espada nos remete a proteção, nos ajuda a vencer as batalhas internas e externas, mas principalmente, a espada-de-santa-bárbara nos ajuda a encontrar a direção correta se não sabemos para onde ir. Ela nos dá direção, nos mostra o caminho, nos auxilia a tomada de decisões. Traz a força e o empoderamento feminino, nos mostra que mulher é guerreira e forte. Protege-nos de energias negativas, auxiliando na blindagem do nosso corpo áurico contra a negatividade. Tem a capacidade de rastrear, encontrar, desligar, cortar, desnaturar, eliminar e direcionar energias negativas para seus devidos lugares, para a cura e tratamento. Atravessa o tempo para curar essas energias negativas, alinhando e organizando tudo.

Orixás: Logunã, Oxóssi, Iansã e Ogum.
Classificação na Alquimia Ancestral: CONCENTRADORA.

Espada-de-são-jorge

Nomes científicos: *Sansevieria trifasciata, Sansevieria zeylanica.*
Sinonímias: espada-de-ogum, sansivéria, rabo-de-lagarto, língua-de-sogra. Ela é especificamente aquela espada que está "camuflada".

Não é uma planta utilizada na fitoterapia, mas é usada na medicina ancestral. Ela é extremamente tóxica se for ingerida, podendo causar irritação gástrica e depressão cardiorrespiratória. Mas é uma planta excelente para colocar como ornamento, em seu quarto ou na sala, porque tem uma característica muito interessante de purificadora do ar. Ela absorve gases tóxicos, como: benzeno, tolueno, formol, fumaça de cigarro, etc., liberando oxigênio.

Contraindicações na fitoterapia: não ingerir em hipótese alguma. Só indicada para banhos e, mesmo assim, do pescoço para baixo para evitar intoxicações e contato com a mucosa dos olhos e da boca.

ESPÍRITO VEGETAL: seu uso na medicina ancestral, como assentamentos e amuletos de proteção, é fantástico. Traz a força e o empoderamento para enfrentarmos nossas dificuldades. Encontra, desliga, desamarra, dissolve e corta energias negativas conscientes ou inconscientes, até mesmo aquelas energias que esquecemos há muito tempo. Vitaliza e nos impulsiona, direcionando muito bem se soubermos o caminho que devemos percorrer. Guia-nos e protege pelos caminhos da vida. Ordena e organiza nossas vidas, para curar e nos dar vigor para caminhar. Essa erva é a vitalidade da Espada, cortando e nos protegendo de energias nefastas, de nossos próprios pensamentos egoístas e desequilibrados, organizando nossas emoções, pensamentos e intenções. Dá firmeza e direcionamento nas conexões que fazemos com o Sagrado.

Orixás: Ogum, Iansã, Oxóssi e Logunã.
Classificação na Alquimia Ancestral: CONCENTRADORA.

ESPINHEIRA-SANTA

Nome científico: *Maytenus ilicifolia*.

Sinonímias: cancerosa, cancerosa-de-sete-espinhos, cancrosa, espinheira-divina, espinho-de-deus, maiteno, erva-cancrosa, erva-santa.

Considerada o omeprazol natural, a espinheira-santa é uma erva nativa da região Sul do Brasil. Temos que ter cuidado no seu manuseio, pois suas folhas têm espinhos que podem enroscar em nossas mãos.

Ações farmacoterapêuticas na fitoterapia: é cicatrizante, antiulcerosa, digestiva, diurética, laxativa, antimicrobiana, antineoplásica, reduz níveis de colesterol e triglicerídeos.

Usos medicinais: é uma planta fantástica para problemas de alta concentração de ácido clorídrico no estômago auxiliando na cicatrização estomacal. Para má digestão; azia; constipação; gastrite esofágica; pedras nos rins; cistites; uretrites; hipercolesterolemia; hipertrigliceridemia; reduz a produção de leite materno.

Partes utilizadas: folhas.

Contraindicações na fitoterapia: como reduz a produção de leite materno, não é aconselhável utilizá-la quando a mulher estiver amamentando.

ESPÍRITO VEGETAL: é uma erva com função educadora, concentradora, bem definida. Encontra energias negativas e as educa, desintegra, encaminha e traz a luz da verdade. Desintoxica e limpa

todo nosso campo astral e ambiente onde ela estiver. Traz a coragem para enfrentar os desafios pelo caminho com garra e determinação. Atua em todos os chacras, mas principalmente no laríngeo e cardíaco. Traz segurança, eliminando oscilações de humor e emoções desequilibradas. Traz a força de vontade para ir atrás das suas conquistas. Ensina que existem muitas coisas que passaram e não voltam mais. Auxilia no entendimento de que a vida segue sempre em frente.
Orixás: Obá, Iansã, Oxóssi e Ogum.
Classificação na Alquimia Ancestral: CONCENTRADORA.

Eucalipto

Nomes científicos: *Eucalyptus globulus, Eucalyptus smithii, Eucalytus citriodora.*
Sinonímia: eucalipto smithi.
Uma árvore de origem australiana, utilizada pelos aborígenes para o alívio da tosse. É uma planta que absorve grande quantidade de água, por esse motivo pode ser utilizada para drenar lugares muito úmidos. Deve-se ter cuidado com o que plantar ao seu redor, pois ela deixa o solo muito seco. Hoje cresce em vários lugares tropicais e subtropicais. No Brasil, é uma planta que se adaptou muito bem.
Ações farmacoterapêuticas na fitoterapia: é um antisséptico potente; analgésico; expectorante; mucolítico; anti-inflamatório; repelente de insetos; estimula circulação sanguínea; refrescante; antitérmico; antiviral; fungicida.
Usos medicinais: pneumonia; infecções pulmonares; tosse; febre; asma; amigdalites; sinusites; rinites; gripes; resfriados; artrite; dores musculares; rigidez muscular; infecções de pele; dor de ouvido; coriza; cistites; diabetes; leucorreia; tuberculose; nefrites; dor do ciático; gota; repelente de inseto; desinfetante.
Partes utilizadas: folhas.
Contraindicações na fitoterapia: como óleo essencial, deve ser utilizado com cuidado, pois pode aumentar a pressão arterial e piorar casos de epilepsia. Não deve ser utilizado em bebês e crianças pequenas internamente, porque pode causar broncoespamos.
ESPÍRITO VEGETAL: sua energia transcende o tempo, organizando e limpando. Auxilia na quebra de magias antigas, até mesmo de outras vidas, permitindo o próximo passo da vida. Encontra,

resgata, educa e encaminha sentimentos negativos de tempos esquecidos. Traz em si a força do vento que resgata e encaminha. Ajuda na fala e expressão. Congela emoções, sentimentos e pensamentos perturbados que geram preconceitos, depredações, vícios e fanatismos e, em seguida, os transmuta em amor próprio, autoconhecimento, alegria, firmeza, coragem, fé e amor. Traz a energia ancestral em sua seiva, é curadora por natureza. Liga-nos à essência da vida, nos conectando com a Mãe Natureza. Ajuda a encontrar nossos caminhos ancestrais que muitas vezes foram esquecidos, nos dando a direção que precisamos seguir. Traz a força do curador. Trabalha em todos os chacras.

Orixás: Oxalá, Logunã, Iansã, Obaluaiê, Nanã Buruquê e OMULO.
Classificação na Alquimia Ancestral: CONCENTRADORA.

Ginkgo

Nome científico: *Ginkgo biloba*.
Sinonímias: árvore-de-avenca, bai guo.

A árvore de ginkgo é considerada a mais antiga do planeta. Estima-se que tenha surgido há aproximadamente 200 milhões de anos. É uma planta com pouco tempo de pesquisas sobre ela.

Foi a primeira planta a brotar em Hiroshima após o lançamento da bomba atômica. É uma árvore nativa da China.

Ações farmacoterapêuticas na fitoterapia: tônico circulatório; estimulante; afrodisíaco; antialérgico; anti-inflamatório; antiasmático; antiespasmódica; antiagregante plaquetário (inibe fator de ativação plaquetária-(PAF); antioxidante; antitumoral (marcador tumoral – estimulando a apoptose); expectorante.

Usos medicinais: para inchaço nas pernas; varizes; hemorroidas; labirintite; zumbido no ouvido; falta de memória; dificuldade de cognição; mal de Parkinson e Alzheimer; dificuldade de ereção; falta de libido; glaucoma; câncer de ovário, de mama, de cérebro e fígado. Asma; bronquite; tosse; chiado no peito; AVC; esclerose múltipla; hipertensão.

Partes utilizadas: sementes e folhas.

Contraindicações na fitoterapia: pode causar intoxicação se usado em nas quais excessivas. Principalmente, cuidado com o uso das sementes, onde a concentração de princípios ativos é maior. O uso como anticoagulante pode causar sangramentos excessivos.

ESPÍRITO VEGETAL: o movimento e o caminho são sua força, uma ancestralidade que reside até hoje em nosso planeta. Traz a reforma mental e a renovação de pensamentos. Melhora nosso movimento energético, traz confiança para caminhar, retirando o comodismo e a estagnação. Encontra e realmente purifica todas as energias negativas. Auxilia muito no 7º e 6º chacras, renovando pensamentos e melhorando o movimento energético para as forças positivas.Também atua nos demais chacras, estimulando e colocando em movimento todas as energias estagnadas. Ocasiona clareza nos pensamentos, força, resistência e equilíbrio. Uma árvore que gera a força e abedoria anciã. Estabelece a compreensão de tempo e de cada coisa acontece no momento certo, trazendo a sapiência de que tudo se renova nesta vida.

Orixás: Oxalá, Logunã, Egunitá, Xangô, Iansã, Ogum, Oxumaré, Obaluaiê, OMULO e Nanã.

Classificação na Alquimia Ancestral: CONCENTRADORA.

GUINÉ

Nome científico: *Petiveria alliacea.*

Sinonímias: erva-de-guiné, erva-de-pipi, tipi, tipi-verdadeiro, amansa-senhor, mucuracaá, erva-de-alho, raiz-de-guiné, gambá, pênis-de-coelho, apacin, anamu, zorrillo, erva-de-olho.

Uma erva que tem como um dos nomes de amansa-senhor, em virtude de as escravas antigamente darem pequenas doses no café ou no chá dos senhores, para amansá-los e acalmá-los. A utilização gradativa faz com que a pessoa fique indiferente e até traz imbecilidade.

Uma planta que se disseminou muito bem no Brasil. Hoje em dia não é tão utilizada na fitoterapia, mas no uso xamânico, sim. Antigamente era manipulada pelo homem simples do campo. Seu macerado, misturado com sebo ou gordura de quati e/ou carneiro, é usado para passar nas feridas e articulações.

Pelos estudos que fiz para compor o livro e, também, com a orientação da Luz, vou deixar aqui uma mensagem do Mestre Caboclo Ubiratã, psicografada no dia 26 de junho de 2020, falando um pouquinho sobre a guiné:

"Guiné as veiz vocês tão perdido, e ela dá a direção pa vóis, por isso que pode murcha, ela entrega a energia para ajuda vocês a encontra a direção, e também coloca conhecimento. Porque conhecimento

sem direção, ou direção sem conhecimento, traz tristeza e burrice. Isso quer dizer que nem tudo é demanda e muito menos espírito obsessor, as veiz é só burrice de vocês."

Ações farmacoterapêuticas na fitoterapia: diurética; antirreumática; anti-helmíntica; antiespasmódica; antiemética; abortiva; analgésica; antipirética; antitumoral; hipoglicemiante; antifúngica; ansiolítica; antidepressiva.

Usos medicinais: pode ser utilizada em tinturas e infusões, decocções da raiz, em pequenas quantidades, por exemplo, duas gramas em um litro de água. Morder um talo para acalmar a dor de dente, cataplasmas e compressas para dores em articulações, dores de cabeça, infusão ou tintura para passar em micoses. No México, infusões são utilizadas para melhorar a memória e auxiliar nas crises de epilepsia. O uso de inalação da defumação serve como tônico cerebral.

Partes utilizadas: toda a planta.

Contraindicações na fitoterapia: não é recomendado seu uso internamente, por ser uma planta tóxica e também abortiva. A raiz tem uma concentração maior de princípios ativos, sendo mais tóxica que as outras partes da planta. Devemos ter cuidado em utilizá-la, pois o uso exagerado internamente pode causar superexcitação, insônia, alucinações, imbecilidade, depressão do SNC (Sistema Nervoso Central), convulsões, mudez, depressão respiratória, coma e até mesmo a morte.

ESPÍRITO VEGETAL: é uma erva curadora por natureza. Ela encontra e limpa com profundidade energias densas e negativas de emoções perturbadas. Quebra e abre caminhos, rasga, limpa e cura essas energias densas. Ela nos traz o conhecimento da verdade pessoal e nos dá coragem e proteção. É uma erva muito temida por espíritos negativos. Ela encaminha, quebra, corta, esclarece e cura tanto as energias negativas enviadas quanto aquele que foi atacado por essas energias nefastas. A guiné é muito utilizada também para proteção de ambientes, ela traz o conhecimento e o caminho certo e reto. Traz clareza e direção para nossos pensamentos, para que possamos ter capacidade, conhecimento e rumo na nossa caminhada.

Orixás: Oxóssi e Ogum.

Classificação na Alquimia Ancestral: CONCENTRADORA.

Hera

Nome científico: *Hedera helix.*

Sinonímias: hera europeia, hedra, aradeira, hera-dos-muros, hera-inglesa, hera-trepadeira, hera-verdadeira, heradeira, hereira.

Hera é uma planta dedicada a Dionísio, deus do vinho e da embriaguez. Usada na Inglaterra para tratar calos e verrugas, é mergulhada em vinagres ou colocada dentro da meia, cobrindo o calo. Uma planta nativa da Europa, hoje está presente em praticamente todo o mundo, principalmente no seu uso ornamental. Na natureza cresce como uma trepadeira, escalando as árvores.

Ações farmacoterapêuticas na fitoterapia: expectorante; anti-inflamatória; sudorífica; antioxidante; circulatória.

Usos medicinais: para tosses produtivas; gripes; resfriados; bronquite; amigdalite; laringite; faringite; utilizada muito em cremes para celulite. Encontrada em farmácias na forma de pós e xaropes.

Partes utilizadas: folhas e fruto.

Contraindicações na fitoterapia: antigamente se usava para lavar os olhos. Mas hoje se sabe que a planta é tóxica e pode acarretar graves alergias na pele, se não for usada de forma correta, principalmente as folhas frescas. Seu abuso pode trazer sangramento gástrico e irritação na pele com o contato.

ESPÍRITO VEGETAL: é uma planta que traz abertura de caminhos bem como auxilia na fala e expressão dos sentimentos. Organiza tudo para trazer felicidade. Traz vontade para caminhar e seguir em frente. Retira pensamentos mesquinhos, renovando a boa vontade e a alegria. Auxilia na abertura de negócios e no começo de um empreendimento ou sonho. Tem capacidade de desligar e educar as energias negativas. Ajuda na oralidade. Auxilia no 5º chacra.

Orixás: Iemanjá, Oxumaré, Ogum e Iansã.

Classificação na Alquimia Ancestral: CONCENTRADORA.

Mamona

Nome científico: *Ricinus communis.*

Sinonímias: rícino, carrapateiro, palma-cristi.

É uma erva nativa da África muito cultivada em climas quentes ao redor do mundo. Uma planta que nasce e cresce com facilidade nos vãos de calçada e em terrenos baldios. Mostra-nos a coragem, força e fé de crescer nas florestas de pedras, que são nossas cidades. É utilizada há pelo menos 4 mil anos. Suas sementes eram munições para estilingues na minha época de infância.

Ações farmacoterapêuticas na fitoterapia: laxativa; alivia dores articulares.

Usos medicinais: seu óleo medicinal, em pequenas doses, tem efeito laxante. Podem ser feitas cataplasmas das sementes, massageando as articulações com dor e inchadas; auxilia no alívio da dor. O óleo pode ser utilizado como emoliente e hidratante.

Partes utilizadas: óleo da semente e folhas.

Contraindicações na fitoterapia: extremamente tóxica; a ingestão de duas sementes pode matar um adulto. Expressamente proibido seu uso interno. Óleo de rícino comprado em farmácia pode ser utilizado, porque a prensagem do óleo (filtragem) não deixa as toxinas passarem. E, se for utilizar óleo, usar no espaço de várias semanas. NÃO FABRICAR ÓLEO EM CASA POR CAUSA DE SUA TOXICIDADE.

ESPÍRITO VEGETAL: auxilia muito no consumo e na degradação de energias negativas enviadas ou criadas pelo nosso próprio pensamento. Traz a capacidade de compreensão da caminhada de cada um. Ajuda no autoperdão, e também na tolerância consigo e para com o outro. Atua no 4º chacra. A mamona encontra, educa e cura a energia negativa consciente e inconsciente, mostrando o caminho e transformando. Traz a energia do não julgar, muito menos criticar as pessoas, mas compreendê-las e auxiliá-las, se necessário e se for pedido. E também para nunca guardar qualquer tipo de rancor, ódio ou preconceito no coração. Mostra que a persistência, somada com a dedicação, boas intenções e direcionamento correto, conseguirá materializar nossos sonhos.

Orixás: Oxalá, Obaluaiê e OMULO (principalmente a mamoneira-roxa). Muito bem manipulada pelos Mistérios da Esquerda.

Classificação na Alquimia Ancestral: CONCENTRADORA.

Noz-moscada

Nome científico: *Myristica fragrans*.

Sinonímias: macis, rou dou kou, noz-moscada-do-brasil, noz-moscada-do-pará, moscadeira.

É uma erva cuja administração exige cuidado, pois pode trazer intoxicação em doses elevadas. É uma árvore nativa da Indonésia, hoje amplamente cultivada no mundo todo. Historicamente foi muito utilizada para tratamentos de eczemas e reumatismo.

Ações farmacoterapêuticas na fitoterapia: inibidora da MAO (monoaminaoxidase); carminativa; antiemética; alivia espasmos musculares; estimulante, afrodisíaca, anestésica, narcótica, anticonvulsivante.

Usos medicinais: para má digestão; flatulência; estômago pesado; enterocolites; reumatismo; tensão muscular; falta de apetite; náusea; vômito; diarreia; gastroenterites; insônia; epilepsia; depressão; falta de virilidade e libido; reumatismo e amenorreia.

Partes utilizadas: folhas, sementes, macis (revestimento da semente).

Contraindicações na fitoterapia: em altas concentrações, é tóxica, superestimulante e pode causar alucinações. Apenas duas nozes podem causar a morte.

ESPÍRITO VEGETAL: é uma planta que purifica e faz limpeza energética. Tem a força do fogo purificador. Pode ser utilizada para equilíbrio emocional e espiritual. Ajuda no alinhamento da matéria com o espírito. Auxilia na abertura dos caminhos. Tem a capacidade de purificar e consumir todo e qualquer tipo de energia negativa. Atua principalmente no 3º chacra. Aquece os pensamentos e a alma. Traz movimento do Fogo e do Ar.

Orixás: Xangô, Egunitá, Iansã e Ogum.

Classificação na Alquimia Ancestral: CONCENTRADORA.

OLIVEIRA

Nome científico: *Olea europea.*

Sinonímias: oliva, azeitona.

É uma planta de origem do Mediterrâneo. É cultivada hoje nos climas semelhantes, cresce na Região Sul do Brasil. Dos seus frutos é extraído o óleo de oliva. Foi no Monte das Oliveiras que Judas entregou Jesus aos romanos.

Ações farmacoterapêuticas na fitoterapia: cicatrizante; anti-hipertensiva; cicatrizante; diurética; reduz levemente o açúcar sanguíneo; auxilia no metabolismo do colesterol.

Usos medicinais: cicatrizante de feridas; para pressão alta; cistites; problemas circulatórios; problemas metabólicos (colesterol e triglicerídeos); problemas de digestão; cálculos na vesícula biliar; hidratante de pele e constipação.
Partes utilizadas: folhas, frutos.
Contraindicações na fitoterapia: não há contraindicações.
ESPÍRITO VEGETAL: é uma árvore que mostra longevidade, com suas raízes profundas e volumosas. Traz prosperidade, confiança, fé, respeito, amor, vitalidade e paz. Além de tudo isso, traz a sabedoria ancestral. Retira toda a negatividade, e com sua paz nos transforma e nos abençoa. Ela simboliza a Lei Divina, e que tudo acontece perante os olhos do(a) Criador(a). Atua no 6º e 7º chacras. Aumenta as percepções e magnetiza boas energias.
Orixás: Oxalá, Ogum, Oxum, Obaluaiê, OMULO, Nanã Buruquê.
Classificação na Alquimia Ancestral: CONCENTRADORA.

PICÃO

Nomes científicos: *Bidens tripartita, Bidens pilosa.*
Sinonímias: bur marigold, picão-preto, pico-pico.
Culpeper escreveu em 1652 que ele alivia caquexia ou má disposição do corpo, hidropsia e icterícia, desobstrui o fígado e, se aplicado externamente, abranda o baço. A *Bidens tripartita* é nativa da Europa, já a *Bidens pilosa* é nativa da América do Sul. Cresce muito bem em todo o Brasil, mas está em grande quantidade nas regiões mais temperadas do país. Em minha região, criança com amarelão sempre se dá banho de picão.
Ações farmacoterapêuticas na fitoterapia: cicatrizante; adstringente; diurético; anti-inflamatório.
Usos medicinais: para eczemas; feridas; úlcera estomacal e duodenal; cistites; uretrites; cálculos renais; fístulas; hemorroida; hemorragias uterinas; hepatite; amarelão; problemas do fígado.
Partes utilizadas: toda a planta. A maior concentração de princípios ativos está na raiz.
Contraindicações na fitoterapia: raízes possuem alta concentração de princípios ativos, cuidado ao utilizar, pois podem causar intoxicação.

ESPÍRITO VEGETAL: é uma planta que traz a firmeza no caminhar. Traz a força e firmeza para enfrentar as dificuldades da vida; traz o equilíbrio. Melhora a autoestima e afasta olho gordo. Gera a humildade e a simplicidade da vida. Atua no 1º chacra.
Orixás: Xangô, Oxóssi, Oxum.
Classificação na Alquimia Ancestral: CONCENTRADORA.

PIMENTA-CAIENA E PIMENTA-MALAGUETA (PIMENTAS VERMELHAS)

Nomes científicos: *Capsicum annuum, Capsicum frutescens.*
Sinonímias: pimenta-vermelha, pimenta comari, pau chile. Existem várias espécies e subespécies de pimentas, mais ou menos vermelhas, e de formas e cores diferentes. A característica marcante nelas é a capacidade picante e ardida. Os usos são muito similares entre todas.

São nativas das Américas, muito utilizadas na culinária como temperos e condimentos, mas também têm uma forte ação terapêutica para melhorar a circulação, são estimulantes de aquecimento, e auxiliam na digestão. Suas ações são muito semelhantes, tanto no seu uso fitoterápico, alimentício como em seu espírito vegetal. A pimenta é um dos vegetais mais manipulados pelas forças da esquerda.

Ações farmacoterapêuticas na fitoterapia: estimulante; carminativa; tônica digestiva; estimula a circulação; antiespasmódica; antisséptica; sudorífera; analgésica; rubefaciente; termogênica; imunomoduladora; antioxidante.

Usos medicinais: para dores nevrálgicas; má circulação em mãos, pernas e pés; artrite; cefaleia; estufamento; má digestão; flatulência; falta de apetite; furúnculos; emagrecimento; rica em vitamina C; para gastroenterites; cólicas intestinais; insuficiência cardíaca; diarreia; febre; afrodisíaca. Pode ser utilizada em pó com mel e limão para dor de garganta (gargarejo).

Partes utilizadas: frutos e folhas.

Contraindicações na fitoterapia: pode causar irritação, apesar de não ser tóxica. A maioria das pessoas acha que ela é a causa da hemorroida. Na verdade, ela auxilia na circulação, mas, como normalmente a hemorroida está com edema ou sangrando, pode causar mais irritação, por questão das substâncias irritativas. Muito cuidado no contato com a pele e com os olhos.

ESPÍRITO VEGETAL: são grandes esgotadoras e purificadoras energéticas. Abrem portais onde encontram, desligam, educam, digerem, esgotam e desagregam energias negativas. Grande reveladora de energias ocultas. É o fogo purificador em forma vegetal, purificando energias negativas conscientes, inconscientes, enviadas ou até mesmo criadas por nós mesmos. Coloca tudo em movimento, acaba com o ostracismo e com a preguiça. Traz virilidade e potência. Esquenta e aquece os caminhos que estão sendo percorridos, dando cada vez mais movimento. Atua muito no 1º e no 2º chacras, mas purifica tudo onde está e onde toca.

Orixás: Xangô, Egunitá, Ogum, Iansã, Oxóssi.

Classificação na Alquimia Ancestral: CONCENTRADORA.

PIMENTA-DO-REINO

Nome científico: *Piper nigrum.*

Sinonímias: pimenta-redonda, pimenta-bolinha.

Nativa do Sudoeste da Índia, foi uma especiaria comercializada em alta quantidade. Poderia até mesmo se enquadrar como moeda na Antiguidade, por milhares de anos. Átila, o Huno, teria exigido como resgate durante o cerco de Roma (408 d.C.) 1.360 quilos de pimenta-do-reino.

Ações farmacoterapêuticas na fitoterapia: estimulante; antisséptica; carminativa; rubefaciente; imunomoduladora; antioxidante; tônica; anti-inflamatória; antiespasmódica; sudorífera.

Usos medicinais: além da culinária, todas as pimentas têm o uso muito similar. A pimenta teve capacidade antitumoral identificada em algumas pesquisas. Possui propriedades que auxiliam no sistema imunológico.

Partes utilizadas: frutos.

Contraindicações na fitoterapia: seguir as mesmas recomendações das pimentas vermelhas.

ESPÍRITO VEGETAL: a pimenta-do-reino tem as características movimentadoras das outras pimentas. Mas trabalha também muito na força de encerramento, ajustando e ajudando nas perdas e dores. Encerra o que precisa ser encerrado, para, em seguida, colocar em movimento. Transmuta energias negativas em positivas.

Orixás: Xangô, Egunitá, Ogum, OMULO e Obaluaiê.
Classificação na Alquimia Ancestral: CONCENTRADORA.

Quebra-demanda

Nomes científicos: *Justicia gendarussa, Justicia pectoralis*.

Sinonímias: vence-tudo, abre-caminho, erva-de-ogum, salgueiro-folheado, anador, melhoral, chambá, trevo-do-pará.

Encontrada nos rapés dos índios brasileiros e venezuelanos. Excelente como antifebril. Uma planta que não se utiliza tanto na sua forma fitoterápica, mas é largamente usada de forma religiosa, na comunicação com o Sagrado e quebra de energias densas. Nativa da Ásia, adaptou-se muito bem ao clima brasileiro. Sua facilidade para crescer é absurda; é só pegar um galinho e colocar direto na terra, e você vai ver como cresce rapidinho.

Ações farmacoterapêuticas na fitoterapia: anti-inflamatório; analgésica; antirreumática; expectorante; broncodilatadora; antiemética; sedativa; antioxidante; cicatrizante.

Usos medicinais: para dores musculares; cólicas intestinais e menstruais; dores nas articulações; diarreia; artrite reumatoide; bico-de-papagaio; tendinites; bronquite; asma; tosse carregada; é cicatrizante de feridas. Tem efeito alucinógeno, se usada em grandes quantidades. Algumas tribos brasileiras utilizam-na como rapé. Na Indonésia, estão realizando pesquisas para o uso como anticoncepcional masculino, com alguns estudos mostrando resultados de que sua utilização faz com que o espermatozoide "perca a força" para penetrar o óvulo.

Partes utilizadas: folhas e talos.

Contraindicações na fitoterapia: pode causar sonolência. Cuidado ao operar máquinas pesadas e dirigir. Não existem estudos complementares, então evitar o uso em gestantes. Tem pequena concentração de triptaminas.

ESPÍRITO VEGETAL: é uma planta concentradora, pelo seu próprio nome. Ela neutraliza, quebra, anula, educa e protege de energias negativas. Auxilia para colocar sentimentos, pensamentos em seus devidos lugares, para serem direcionados, esgotados e equilibrados. Tem a capacidade de rastrear tanto energias conscientes, ou seja, que foram enviadas, como energias inconscientes, e desintegrar, quebrar objetos e magias negativas. Ajuda muito na organização e

no direcionamento da vida em si. Reveste-nos com as armaduras divinas da força e coragem para sempre seguirmos em frente no nosso caminho. Promove firmeza, altruísmo. Ajuda-nos a descobrir nosso lugar no mundo. Auxilia na fala.
Orixás: Oxóssi, Ogum e Iansã.
Classificação na Alquimia Ancestral: CONCENTRADORA.

RUIBARBO

Nomes científicos: *Rheum palmatu, Rheum tanguticum, R. officinale.*
Sinonímias: rabárbaro, Da Huang, ruibarbo do campo, ruibarbo palmado.

Ruibarbo é uma planta que tem seu rizoma utilizado tanto como medicamento quanto para alimento. Tem efeito laxativo em altas doses, mas efeito constipante em pequenas. Planta nativa do Tibete e da China, hoje cresce por todo o mundo e é vendida nos supermercados na parte de hortaliças.

Ações farmacoterapêuticas na fitoterapia: laxante suave em altas doses; antidiarreico em baixas doses; anti-inflamatório; adstringente; cicatrizante; antibacteriano.

Usos medicinais: em altas doses é um laxante suave, pode ser utilizado até mesmo em crianças; em baixas doses tem efeito constipante; para infecções causadas por *Staphylococcus aureus;* dermatites; amigdalites; ulcerações bucais; foliculite; furúnculos; queimaduras; infecções causadas por *H. pylori* (bactéria associada a úlceras estomacais); estimulante de apetite.

Partes utilizadas: toda a planta.
Contraindicações na fitoterapia: as folhas possuem ácido oxálico (o cozimento auxilia na degradação dessa substância química), se consumidas em altas concentrações podem trazer alguns problemas. Contraindicada para quem tem problemas de cálculos renais e gota, justamente por poder aumentar a concentração de ácido úrico e auxiliar na formação de cálculos.

ESPÍRITO VEGETAL: é uma planta que ajuda nos encerramentos de pensamentos repetitivos. Encerra nossas emoções perturbadas. Auxilia a superarmos traumas há muito tempo sofridos e muitas vezes esquecidos, mas guardados no nosso subconsciente. Decanta

sentimentos negativos, ódio, raiva, ciúme, apego demasiado, rancor, melancolia. Ajuda a transpassar as perdas, traz a compreensão de nossas negativas e aceitação. Concentra tranquilidade e paciência. Trabalha no 1º chacra.
Orixás: Obá, OMULO e Nanã Buruquê.
Classificação na Alquimia Ancestral: CONCENTRADORA.

Sabugueiro

Nomes científicos: *Sambucus nigra, Sambucus australis*.

Sinonímias: Sambuco, sabugueiro-negro, sabugueirinho, sabugueiro-da-europa, sabugueiro-europeu, sabugueiro-do-brasil, sauco.

Uma das plantas que possui grande crença espiritual. Diz-se que a cruz na qual Cristo foi pregado era feita de sabugueiro e que essa árvore é habitada pela Mãe Anciã. Cortá-la traz azar. Nativa da Europa, hoje cresce em todo o mundo.

Ações farmacoterapêuticas na fitoterapia: é antiviral; expectorante; anti-inflamatória; diurética; sudorífera; emética; cicatrizante; antibacteriana; depurativa sanguínea; hipotensora; antirreumática; antioxidante; galactagoga; emenagoga; sedativa.

Usos medicinais: Dor de ouvido; resfriados; gripes; febres; rinite; sinusites; angina; constipação; tosses; artrite; hipertensão arterial; imunidade baixa; diabetes; furúnculos; erisipelas; queimaduras; dermatites; hemorroidas; cálculos renais.

Partes utilizadas: flores, frutos, folhas, casca da raiz e do caule.

Contraindicações na fitoterapia: não usar internamente as folhas e os frutos verdes. Não administrar internamente para crianças. Usar preferencialmente seco. Usar as partes frescas pode trazer problemas como diarreia, vômitos, náusea e confusão mental.

ESPÍRITO VEGETAL: é uma planta educadora, que traz a experiência e a sabedoria ancestral. Tem a capacidade de encontrar, anular e transformar qualquer tipo de energia negativa. Purifica tudo à nossa volta. Com isso anula nossos ódios, rancores, más intenções, desequilíbrios, formas de pensamentos negativas, magias negativas enviadas, quebra todo o tipo de amarração. Em seguida, transforma tudo isso em paciência, calma, sabedoria, amor, compaixão, coragem e sentimentos de altruísmo. Atua em todos os chacras, mas limpa e dá condição para a expansão da consciência, principalmente do chacra coronal e do chacra frontal. Mas também age muito bem no chacra básico, aterrando as negatividades. Traz a esperança e o ensinamento de que o Espírito é eterno. Ensina que na hora do desespero, das dificuldades, a Fé na Espiritualidade, em Deus, Zambi, Grande Espírito, Tupã, Gaia, etc. é o que sustenta para ver o Sol brilhar novamente.

Orixás: Oxalá, Iemanjá, OMULO, Obaluaiê.

Classificação na Alquimia Ancestral: CONCENTRADORA.

Sene

Nomes científicos: *Cassia senna, Senna alexandrina* e *Cassia angustifolia.*

Sinonímias: Sene, sene-de-alexandria.

É uma das plantas medicinais mais conhecidas. Quem nunca tomou um chá de sene para auxiliar no emagrecimento ou na prisão de ventre? Na medicina tradicional chinesa, ela tem padrões de fogo no fígado, que auxilia na constipação e aterosclerose. Uma planta nativa da África tropical, crescendo bem em regiões mais quentes.

Ações farmacoterapêuticas na fitoterapia: laxante; purgativo intenso.

Usos medicinais: para constipação; fezes muito duras. Laxante extremamente potente.

Partes utilizadas: vagens e folíolos.

Contraindicações na fitoterapia: não ministrar em crianças menores de 12 anos de idade. Não usar por mais de dez dias seguidos. Muito cuidado com o que vai tomar junto, o efeito purgativo pode ser potencializado e trazer transtornos desnecessários.

ESPÍRITO VEGETAL: é uma planta que traz a firmeza e a confiança para si e as pessoas à sua volta. Ajuda no fechamento de negócios, mostrando seriedade. Retira ódio, rancor e as amarguras da vida. Auxilia na expansão, retirando tudo que é de ruim, para ter a chance de o novo aparecer. Concentra para em seguida desligar, desnaturar e educar forças negativas que estão à nossa volta. Ensina que o amor cura e encaminha. Fortalece as amizades e as relações sociais. Traz paz de espírito e harmonia. Atua muito ao 5º ao 7º chacras. Ensina que, para crescer e sair do mundo das ilusões e da ignorância,

temos de nos desligar de sentimentos orgulhosos, da arrogância e do ego. Ensina que a vida é uma renovação constante.
Orixás: Oxalá, Oxóssi, Obá, Oxum e Oxumaré.
Classificação na Alquimia Ancestral: CONCENTRADORA.

Tabaco

Nome científico: *Nicotiana tabacum.*
Sinonímia: fumo.
Nativo das Américas, hoje cresce no mundo todo. A utilização do fumo veio do contato dos colonizadores europeus com os nativos americanos. Os nativos o utilizavam e ainda usam de forma sagrada e ritualística. Lembrando que fumo é tudo aquilo que se fuma, mas aqui, estamos falando da planta que dá origem ao tabaco.
Ações farmacoterapêuticas na fitoterapia: estimulante, anti-inflamatório, repelente de insetos.
Usos medicinais: o uso do tabaco, na forma de fumo, na medicina alopática hoje em dia não é recomendado por questões básicas. O uso recreativo pode trazer pneumonias, infecções pulmonares, câncer de pulmão, enfisema pulmonar, bronquites, problemas respiratórios em geral, câncer de boca, de garganta. Mas pode ser utilizado em feridas como cataplasmas para cicatrização ou como anti-inflamatório e antibacteriano. Em infusão, pode ser utilizado externamente para combater piolhos, carrapatos, sarna, dor de dente e inseticida.
Partes utilizadas: folhas.
Contraindicações: não recomendamos, muito menos estimulamos o uso do fumo (tabaco) de forma recreativa. Sabemos que seu uso indiscriminado pode trazer problemas à saúde. Mas reconhecemos seu uso tópico e também ritualístico e sagrado.
ESPÍRITO VEGETAL: é uma grande erva de descarrego que, além de educar e encaminhar as energias negativas, auxilia na proteção contra investidas do astral inferior. Dissolve essas energias negativas encalacradas no nosso corpo, no mental, emocional, espiritual ou material. É uma erva que auxilia na regeneração e na recomposição da saúde de um doente. Pessoas que estão acamadas podem passar as folhas de fumo no corpo, em seguida, as folhas devem ser dispensadas na Natureza. Atua em todos os chacras. Auxilia na abertura dos olhos, retirando a venda da ignorância. Ajuda na introspecção e na busca da verdade de cada um.

"Fumo é uma erva extremamente sagrada, auxilia no contato com o Grande Espírito. Era jogada nas plantações e nos rios para que Nosso Pai abençoasse a aldeia, trazendo prosperidade, fartura, boa colheita, boa caça e bons filhos." (Caboclo Ubiratã).

Utilizada de forma ritualística, é uma erva extremamente sagrada. Usada pela Espiritualidade Superior para se formar um corpo áurico positivo, imantar energias positivas e, também, descarrego do doente. Utilizada igualmente em forma de rapé para desintoxicação espiritual e material.

Os Guias e Mentores que utilizam não são viciados e muito menos necessitam de substâncias ilegais para seu uso. Nossos Guias e Mentores sabem que a saúde do seu cavalo é algo que deve ser cuidada e preservada sempre.

"Com a força dos caboclos, você pode pegar um maço de fumo, seja ele de corda ou aqueles de cachimbo mesmo, levante as mãos para os céus, peça Licença a Deus, ao Grande Espírito, agradeça pela vida, e jogue-o no rio, assim a vida lhe trará grande fartura e abundância (Caboclo Ubiratã, 12 de agosto de 2020).

Orixás: Oxóssi, Obaluaiê, Nanã Buruquê, OMULO e Oxalá. Muito bem manipulado pelas forças da esquerda.

Classificação na Alquimia Ancestral: CONCENTRADORA.

URTIGA

Nomes científicos: *Urtica dioica, Lamium album.*

Sinonímias: urtiga-branca, ortiga, urtiga-maior, urtigão.

Urtiga é muito conhecida por causar ardência em contato com a pele. Mas é empregada há muito tempo para tratamentos médicos. Suas folhas maceradas eram utilizadas para tratamento de feridas infeccionadas. Ela cresce em regiões temperadas o mundo todo, aqui no Brasil principalmente. Em qualquer boca de mato em que entrarmos sempre encontraremos um pé de urtiga.

Ações farmacoterapêuticas na fitoterapia: rica em cálcio; ferro; potássio. Diurética; tônica; adstringente; cicatrizante; antimicrobiana; antialérgica; anti-inflamatória. Diminui o crescimento da próstata; antirreumática; antioxidante; hepatoprotetora; depurativa e desintoxicante.

Usos medicinais: para hiperplasia prostática benigna; câncer de próstata; retenção urinária; dores articulares; artrite; gota; anemia; asma leve; assadura; queimaduras; picadas e ferroadas de insetos; rinites; sinusites; sangramentos nasais; urticárias; coceira na pele; controla fluxo menstrual intenso e diarreia.

Partes utilizadas: toda a planta.

Contraindicações na fitoterapia: não usar por períodos muito prolongados. Pessoas com problemas renais e cardíacos devem usar com cautela. O uso excessivo pode causar urticárias. Ela pode induzir o parto prematuro.

ESPÍRITO VEGETAL: é uma planta altruísta como a arruda. Funciona altamente como purificadora, desintegradora de energias negativas. Queima com a força do fogo purificador. Auxilia no fechamento de feridas do espírito, do emocional e do mental. Ajuda no direcionamento correto e no equilíbrio das energias. Atua do 1º ao 3º chacras. Traz o entendimento de que é preciso paciência para seguir em frente e de que o conhecimento é necessário para o próximo passo.

"Urtiga, né, menino, aquela plantinha que se vóismice pega com a mão ela queima, mas se for esperto, pega no galho que não queima. Sabe essa plantinha tem muito valô, mesmo ela que queima, é um bão remédio pa muita coisa, alergia, cicatrizante, fecha aquelas ferida que não fecha. Sabe ela é como vóis num é?! Veja quando tava tão preocupado com tudo, tava tão desorientado que tava queimando tudo ao redó só que foi bem tratado e bem amparado, e assim não queima mais. É assim fio, a urtiga, quando ferve na água a queimação para, foi tratada pá servi de remédio, ajuda a cura e fecha ferida. E é assim com tudo vóis, são curado pa ajuda a cura ozotros." Pai Antônio de Aruanda, psicografado por Carlos Ramon Souza Carneiro, no dia 10 de junho de 2020).

Orixás: Xangô, Egunitá, Iansã, Oxóssi.

Classificação na Alquimia Ancestral: CONCENTRADORA.

Uva

Nome científico: *Vitis vinifera*.
Sinonímias: videira.

Uva é uma planta nativa do sul da Europa e do Oeste Asiático e cresce muito bem em regiões quentes, também temperadas e regiões mais secas. É uma planta utilizada desde antes do Império Romano, muito associada com prosperidade, vitalidade e festas. O deus Dionísio, na religião grega, que pode ser sincretizado com o Baco dos romanos, era agraciado com vinho em suas oferendas.

A uva origina o vinho, e o vinho tem uma característica de dissolver qualquer tipo de energia negativa, principalmente magias egoístas que fizeram a utilização de elementos animais, como o sangue. Ao mesmo tempo que quebra, dissolve, purifica e anula essas energias negativas, traz a vitalidade e o movimento para uma renovação, para uma vida cheia de alegrias.

Ações farmacoterapêuticas na fitoterapia: anti-inflamatória; antioxidante; alta concentração de vitaminas A/B1/B2/C; adstringente; tônica circulatória; antisséptica; hepatoprotetora; expectorante; emoliente.

Usos medicinais: para diarreia; menstruação abundante; hemorragia uterina; corrimento vaginais; úlceras bucais (aftas); varizes; hemorroidas; fragilidade capilar; conjuntivite alérgica (seiva dos ramos); constipação; hepatite; tosses produtivas; calmante para a pele. Algumas pesquisas mostram grande fator anticarcinogênico, protetor cardíaco e da circulação. Em virtude da alta concentração de resveratrol que tem, também é um grande tônico das veias, auxilia na circulação das pernas e dos membros inferiores.

Partes utilizadas: Folhas, frutos, sementes e seiva.

Contraindicações na fitoterapia: a utilização demasiada das frutas com as sementes pode causar leves desarranjos intestinais.

ESPÍRITO VEGETAL: a uva muda nosso campo vibratório, transmutando energias de tristeza em alegrias, amarguras em felicidades, rancor em compaixão, desrespeito em entendimento, ignorância em conhecimento. Ajuda no magnetismo da prosperidade, do amor e do desejo. Auxilia como vitalizadora de todo nosso corpo. Facilita e fortalece a conexão conosco e com o divino. Melhora nossa fala e a formação de vocabulário. Auxilia na expansão da consciência e nas percepções além da matéria. Purifica qualquer tipo de energia negativa, até mesmo aquelas que se utilizavam de sangue para magia de origem negativa. Atua em todos os chacras.

Orixás: Oxalá, Ogum, Obaluaiê, OMULO, Egunitá, Oxum e Oxóssi. Uma força que é muito bem manipulada pelos Mistérios da Esquerda.

Classificação na Alquimia Ancestral: CONCENTRADORA.

Nesta última parte falando das plantas concentradoras, vou mencionar três, muito utilizadas como enteógenos (princípios ativos que fazem alteração da consciência) no uso ritualístico: jurema-preta, chacrona e cipó-mariri. Apesar de não ingerirmos essas plantas, utilizamos em banhos e defumações, visando desagregar, educar e curar nossos distúrbios emocionais, mentais e espirituais. Mas entendemos a razão e a sacralidade de cada planta. O uso responsável e ritualístico é garantido por lei em nosso país, e quem sou eu para questionar os Grandes Mestres da Jurema, do Catimbó e os Grandes Xamãs desta nossa terra.

Digo mais, as pessoas que usam essas plantas curadoras do espírito como chá ou rapé, de forma recreativa, estão profanando seu Sagrado e sua Ancestralidade. Vejo todas as nossas relações e tudo que temos neste mundo como Sagrado, e fazer algo com banalidade e futilidade ou apenas por brincadeira é como jogar pérolas aos porcos.

Ações farmacoterapêuticas com seu uso interno: alucinógenas; inibidoras da MAO; eméticas e purgativas; sudoríferas; possuem altas concentrações de Dimetiltriptamina (DMT).

Usos medicinais: o mariri é muito utilizado como uma planta sagrada por xamãs da Amazônia para produzir estados alterados de consciência. Misturada com a chacrona, melhora o contato com o mundo espiritual. A própria palavra ayahuasca significa "espíritos dos mortos". Ambas as plantas têm concentração de DMT. O DMT é um agonista serotoninérgico, isto é, ele se liga no mesmo receptor da serotonina, promovendo sua ação. Mas, para ser absorvida e agir, necessita da inibição da monoaminoxidase (IMAO), uma enzima que degrada o DMT e a serotonina, por isso, mistura-se a chacrona (alta concentração de DMT) e o cipó-mariri, que tem em sua composição inibidores da MAO (harmanina, harmalina, tetra-hidro-harmina). Em 2010, foi ratificada uma legislação do uso religioso tanto da ayahuasca quanto do vinho da jurema-preta e o rapé.

Contraindicações, se ingerido: pessoas que fazem a utilização de medicamentos antidepressivos, inibidores da MAO, não são aconselhadas a tomar concomitantemente esses chás, por questões simples de sinergismo de ação, podendo trazer problemas, como convulsões e coma.

Os efeitos começam a aparecer 20 minutos após a ingestão. Alucinações e os efeitos cognitivos a partir de 60 minutos. Os sintomas desaparecem quatro horas depois. Junto às alucinações, é normal aparecerem alta sudorese, vômitos e diarreias. Podem surgir efeitos de alterações cardíacas, como hipertensão, palpitação, taquicardia, tremores, midríase, euforia e excitação agressiva.

Cipó-mariri

Nome científico: *Banisteriopsis caapi*.
Sinonímias: ayahuasca, nixi honi xuma, jagube.
Parte utilizada: cipó (caule).
ESPÍRITO VEGETAL: faz a limpeza e a purificação de nossos pensamentos. Traz a luz da verdade para nossos olhos, abrindo e fortalecendo nossas percepções. Tem a capacidade de quebrar, desligar, desamarrar, purificar e proteger de qualquer tipo de energia negativa, seja ela produzida pelo nosso próprio pensamento, seja até mesmo algo que foi mandado. Ela auxilia na expansão do conhecimento e da fé. Combate vampirismo espiritual, ajudando a quebrar o elo com o obsessor, curando ambos. Mostra que renovar pensamentos e atitudes é muito importante para combater preconceitos e paradigmas que travam a vida. Atua no 6° e 7° chacras.
Orixás: Oxóssi, Oxalá, Egunitá e Oxumaré.
Classificação na Alquimia Ancestral: CONCENTRADORA.

Chacrona

Nome científico: *Psychotria viridis*.
Sinonímia: folha-rainha.
Partes utilizadas: folhas.
ESPÍRITO VEGETAL: traz a certeza no caminhar, a sabedoria da grande Mãe Terra. Mostra que, com o Amor e compreensão, tudo se resolve. Sua folha verde nos abraça, desligando todo o tipo

de sentimento negativo, de qualquer forma. Ajuda a nos encontrarmos interiormente e buscar o conhecimento que cura nossa ignorância. Autoconfiança e amor-próprio são o que essa grande rainha nos traz. Atua do 4º ao 7º chacras. Coragem a chacrona nos mostra, com muita certeza. Coragem para enfrentar as dificuldades da vida, para enfrentar nossas negativas. Mostra que, ouvir, muitas vezes é melhor que falar. Ela nos diz que existem, sim, momentos que precisamos guerrear, mas também há momentos que são resolvidos com estratégia, amor e determinação.

Orixás: Oxalá, Oxum, Iansã, Obá e Oxóssi.
Classificação na Alquimia Ancestral: CONCENTRADORA.

JUREMA-PRETA

Nome científico: *Mimosa tenuiflora* e *Mimosa hostilis*.
Sinonímia: jurema, juremeiro.
Partes utilizadas: cascas das raízes ou do caule.
ESPÍRITO VEGETAL: essa planta carrega a ancestralidade, a força do seu nome remetendo à grande Mãe Natureza, que podemos chamar carinhosamente de Jurema. Ela é uma purificadora e curadora de todos os nossos sentidos. Ajuda a abrir os caminhos, e nos dar certeza por onde caminhamos. Traz a sabedoria e o Amor Ancestral. Mostra que se tivermos força de vontade e dedicação, conseguimos nos encontrar e, assim, retomar o caminho ao Grande Espírito. Ela nos ajuda a compreender que estamos todos ligados à teia da vida e que todos nossos erros ao mesmo tempo são acertos, porque com eles nós crescemos e aprendemos a ser melhor. Atua no 6º e 7º chacras. Auxilia na limpeza do mental, fortalecendo a ligação com o Sagrado.

Orixás: Oxóssi, Obá, Oxalá, Ogum, Xangô, Egunitá, Oxumaré e Obaluaiê.
Classificação na Alquimia Ancestral: CONCENTRADORA.

A Natureza é um ciclo sem fim. Tudo se renova, nada se perde. Tudo se transforma em algo que vai ser aproveitado. Nós mesmos servimos de adubo para os outros!

Plantas Expansoras

ABACATEIRO

Nome científico: *Persea americana.*
Sinonímias: abacate.
O abacate é nativo da América Central, mas muito cultivado em regiões subtropicais. Os povos nativos da Guatemala utilizam-no como vermífugo e no auxílio do crescimento capilar. Além de remédio, os frutos do abacateiro também são fonte de alimento.
Ações farmacoterapêuticas na fitoterapia: as folhas são adstringentes; carminativas; antitussígenas; auxiliam no fluxo menstrual; antiviral. A polpa da fruta é emoliente; carminativa; auxilia na reposição hormonal e metabolismo do colesterol. A casca elimina vermes.
Usos medicinais: para problemas metabólicos (colesterol alto); TPM; menopausa; herpes simples; má digestão; amenorreia; diarreia; gases; distensão abdominal e obstruções no fígado. Auxilia na redução de ácido úrico; verminoses; pedra nos rins; afrodisíaco. Estimula o crescimento capilar. Usado para tratamento de psoríase e feridas, em cremes e hidratantes corporais.
Partes utilizadas: toda a planta.
Contraindicações na fitoterapia: folhas não devem ser utilizadas na gravidez.
ESPÍRITO VEGETAL: o abacate traz a força verde em si. Mostra a confiança do saber, a expansão para olhar para a frente a fim de saber o caminho a ser tomado, com certeza e coerência. Traz em si a virtude da humildade, ajudando a entender que ninguém é mais ou menos que ninguém, mas cada um está onde precisa estar. Traz a

certeza do conhecimento, espantando a ignorância, a arrogância e a soberba. Seus frutos são abundantes e extremamente substanciosos, mostrando a fartura que a árvore tem. Atua em todos os chacras. Auxilia na busca interna da missão de cada um.
Orixás: Oxóssi e Ogum.
Classificação na Alquimia Ancestral: EXPANSORA.

ABACAXI

Nome científico: *Ananas comosus.*
Sinonímia: ananás.
O fruto abacaxi contém uma enzima chamada bromelina, que age na digestão de proteínas e gorduras. Nativo da América do Sul, cresce muito bem em regiões quentes.
Ações farmacoterapêuticas na fitoterapia: rico em vitamina A e C; digestivo; aumenta o apetite; refrescante; diurético.
Usos medicinais: para escorbuto; auxilia na digestão de proteínas e gorduras; para osteoporose. O fruto é rico em fibras que auxiliam na motilidade intestinal; dispepsia; refluxo. Seu suco é refrescante e um tônico digestivo e diurético. Acredita-se que as folhas auxiliem no alívio das dores do fluxo menstrual, e são estimulantes da menstruação.
Partes utilizadas: fruto e folhas.
Contraindicação na fitoterapia: não utilizar as folhas na gravidez.
ESPÍRITO VEGETAL: é uma fruta que referencia o poder de liderança, a coroa de um rei justo, sólido e pé no chão. Sua energia ajuda muito no retorno do equilíbrio e da razão. Traz boa sorte e auxilia na generosidade. Ajuda a digerir situações que deixam nossos caminhos travados. Coloca movimento em coisas estagnadas. Ajuda no aquecimento dos sentidos e sentimentos. Atua no 2º ao 4º chacras. Ajuda no entendimento de dar e receber.
Orixás: Oxóssi, Ogum, Xangô e Egunitá.
Classificação na Alquimia Ancestral: EXPANSORA.

AIPO

Nome científico: *Apium graveolens.*
Sinonímias: salsão, aipo-dos-charcos, aipo-inculto, aipo-dos--pântanos, aipo-de-talos, salsa-do-monte.

Toda a planta pode ser consumida, sendo cada vez mais utilizada na culinária mundial. Nativa da Inglaterra, disseminou-se por todo o mundo.

Ações farmacoterapêuticas na fitoterapia: é antirreumático; carminativo; antiespasmódico; diurético; reduz a pressão arterial; hepatoprotetor. Diminui níveis de colesterol e triglicerídeos; antisséptico urinário; anti-inflamatório; depurativo sanguíneo.

Usos medicinais: muito utilizado na culinária como tempero; para desordens metabólicas; aterosclerose; hipertensão arterial; reumatismo; gota. Diminui a acidez metabólica; cistites; nefrites; uretrites; cálculos renais. Combate furúnculos e acne.

Partes utilizadas: toda a planta.

Contraindicações na fitoterapia: não consumir os frutos do aipo durante a gravidez ou em caso de doença renal.

ESPÍRITO VEGETAL: encerra e elimina pensamentos desequilibrados e falsidades. Traz coragem e persistência. Ajuda no desapego de sentimentos de rancor. Traz coragem para enfrentar desafios. Ajuda na tranquilidade e maturidade das pessoas que estão no envolvimento do lar. Afasta pessoas falsas e desleais. Auxilia no entendimento, respeito e vínculo benéfico entre pessoas. Atua em todos os chacras.

Orixás: OMULO, Nanã Buruquê, Iemanjá, Oxalá, Oxóssi.

Classificação na Alquimia Ancestral: EXPANSORA.

Alecrim

Nome científico: *Rosmarinus officinalis.*

Sinonímias: rosmarino, alecrim-do-campo, alecrim-de-jardim.

Alecrim é considerado a planta da alegria, da felicidade e da prosperidade desde tempos remotos. É uma planta nativa do Mediterrâneo, muito valorizada, e desde Antiguidade utilizada para fortalecer e melhorar a memória. Até hoje, na Grécia, ele é queimado (defumação) nas casas quando os estudantes vão fazer algum tipo de exame. Na Idade Média, quando a peste se instalou, o alecrim com manjericão, era queimado nas portas de casas e entradas de cidade para espantar a praga.

Lenda do Alecrim:

Dizem que quando a Sagrada Família fugiu para o Egito com Maria levando em seus braços o Menino Jesus, as flores do caminho iam se abrindo à medida que eles passavam por elas. O lilás ergueu seus galhos orgulhosos e emplumados; o lírio abriu seu cálice. O alecrim, sem pétalas nem beleza, entristeceu, lamentando não poder agradar o Menino.

Cansada, Maria parou à beira do rio e enquanto a criança dormia, lavou suas roupinhas. Em seguida, olhou ao seu redor, procurando um lugar para estendê-las. E pensou:

"O lírio quebrará sob o peso, e o lilás é alto demais".

Colocou-as, então, sobre o alecrim e ele suspirou de alegria, agradeceu de coração a nova oportunidade e as sustentou ao Sol durante toda a manhã.

– Obrigada, gentil alecrim! – disse Maria.

– Daqui por diante ostentarás flores azuis para recordarem o manto azul que estou usando. E não são apenas flores te dou em agradecimento, mas todos os galhos que sustentaram as roupas do pequeno Jesus serão aromáticos. Eu abençoo folha, caule e flor, que, a partir deste instante, terão aroma de santidade e emanarão sempre alegria e felicidade.

Ações farmacoterapêuticas na fitoterapia: tônico digestivo; estimulante; adstringente; calmante; anti-inflamatório; antioxidante; carminativo; antirreumática; expectorante; cicatrizante; sarnicida; efeito protetor dos vasos. Estimula a circulação; aumenta a pressão arterial; estimula reparação neuronal; analgésico; sedativo.

Usos medicinais: para problemas de dispepsia (desconforto abdominal); azia; gases; barriga dura; dismenorreia (cólicas uterinas intensas, acompanhadas de sangramento excessivo); dores musculares; enxaqueca; garganta inflamada; TPM; tosses produtivas ou secas; problemas cardíacos; trombose; hipotensão. Calmante do sistema nervoso central (SNC). Auxilia no raciocínio e memória; problemas circulatórios; cicatrizante de feridas; diminui taxas de colesterol e triglicérides. Auxilia no tratamento de câncer por ter grande quantidade de óleo essencial.

Partes utilizadas: folhas.

Contraindicações na fitoterapia: a utilização do óleo puro de alecrim é contraindicado para mulheres grávidas, e seu uso excessivo pode trazer alucinações pelo seu efeito sedativo. Cuidado ao usar demasiadamente, pois pode ocorrer aumento da pressão arterial.

ESPÍRITO VEGETAL: o alecrim é a planta da alegria, da memória, da concentração, da felicidade e da prosperidade. Auxilia a encontrar e se desligar de eventos negativos que aconteceram há muito tempo. Gera vontade de viver e ser feliz, mantendo essa abundância e alegria da vida, combate a melancolia e tristeza. Está presente desde a Antiguidade trazendo abundâncias aos faraós do Egito. Auxilia no tratamento do sétimo e sexto chacras, iluminando nossos pensamentos com alegria e felicidade. Ajuda também na renovação e motivação e no contato com o Sagrado. Muito utilizado para desenvolvimento mediúnico para iluminar e organizar e focar os pensamentos. Traz consigo a Esperança de um mundo e de uma vida melhores, mais fraternos e regados de muita alegria e sorrisos.

Orixás: Oxalá, Ogum, Oxum, Oxumaré, Iemanjá, Obá e Logunã.
Classificação na Alquimia Ancestral: EXPANSORA.

ALFAZEMA

Nomes científicos: *Lavanda officinalis, Lavanda angustifólia, Lavandula dentata.*
Sinonímias: lavanda, lavande, lavândula.

Lavanda é muito mais conhecida por seu perfume do que por suas propriedades fitoterapêuticas e mágicas. Nativa da França, várias espécies se desenvolveram e algumas crescem muito bem no clima brasileiro. Bastante utilizada na indústria cosmética e de limpeza.

Ações farmacoterapêuticas na fitoterapia: antiespasmódica; ansiolítica; antidepressiva; neuroprotetora; antimicrobiana; diurética; cicatrizante; carminativa.

Usos medicinais: para enxaqueca; depressão; ansiedade; estresse; gases; mal de Parkinson e Alzheimer; insônia; irritabilidade; cólicas abdominais e menstruais; amenorreia; asma nervosa; queimaduras; picadas de inseto; repelente; tratamento de sarna e piolho; relaxante muscular; câimbras; gota.

Partes utilizadas: as flores têm maior concentração de princípio ativo e também de energia vegetal, mas suas folhas também podem ser usadas.

Contraindicações na fitoterapia: tomar cuidado na operação de máquinas e na utilização com antidepressivos e ansiolíticos.

ESPÍRITO VEGETAL: é uma planta que representa a paciência, a sabedoria ancestral. Ela nos traz a calma e incentiva a resiliência, para que possamos agir sempre na hora certa. Ajuda a lidar com perdas e emoções do passado, favorece a energia familiar e o amor entre a família. Purifica levemente o ambiente, trazendo o Amor Divino Ancestral. Ajuda a acalmar o espírito para lidar com situações difíceis e embaraçosas, potencializa a paz interior, ajuda a planejar e organizar o futuro, com calma. Atua em todos os chacras. Ajuda na aceitação de si e, também, na compreensão do próximo.

"Arfazema ou lavanda que os gringo chique falam, essa prantinha é a força e o grande Amô de mamãe Nanã, é a paciência de como uma nega educa o neto, é o amor do afeto e do abraço sincero de uma Vó. Ela vai ajuda a vóis passa pela dificurdade da perda, pois é Ela que coloca vóis no colo quando precisa chora. E assim vai leva embora tudo aquilo que vóis não precisa carrega, e vai te dar tudo aquilo que vóis precisa, que é o colo de Vó, o Amô de Vó, sem olha e pensa quem você é, só amô puro." Pai Antônio de Aruanda, psicografado por Carlos Ramon Souza Carneiro, no dia 10 de junho de 2020).

Orixás: Iemanjá, Nanã Buruquê, Oxum, Oxalá.
Classificação na Alquimia Ancestral: EXPANSORA.

ANIS-ESTRELADO

Nome científico: *Illicium verum.*
Sinonímias: ba jiao hi xian, anis-da-china, anis-da-sibéria, badiana, funcho-da-china, erva-doce.

Seu nome em chinês significa funcho (anis) de oito chifres. Uma planta nativa da China, Índia e Vietnã, cresce em regiões tropicais. Considerada uma especiaria nos tempos antigos, também utilizada como moeda.

Ações farmacoterapêuticas na fitoterapia: é carminativo; digestivo; analgésico; antirreumático; estimulante; diurético; antiespasmódico; termogênico.

Usos medicinais: para barriga dura (gases); constipação; má digestão; dores musculares; dores lombares; cistites; queima de gorduras; estimulante; reumatismo; dor de dente. Apesar de ter o ácido chiquímico, que é precursor do Oseltamivir (Tamiflu®), não tem efeito antiviral.

Partes utilizadas: fruto e sementes.
Contraindicação na fitoterapia: é uma planta extremamente segura, pode ser utilizada em crianças sem problema algum. Apenas não confunda com o anis-estrelado japonês (*Illicum anisatum*), que é extremamente tóxico e pode causar efeitos colaterais graves.
ESPÍRITO VEGETAL: trata o chacra coronário, abrindo e fortalecendo-o. Ajuda na abertura do chacra frontal, potencializando a intuição e mediunidade. No campo áurico, proporciona o equilíbrio e a atração de energias prósperas e positivas. Traz consciência e luz nas decisões que precisam de intuição rápida. Energiza, equilibra a mediunidade. Traz visão e magnetismo mediúnico. É estimulante do espírito, mas ajuda a acalmar agressividades e violência. Auxilia a combater o desânimo, a falta de tolerância e o estresse.
Orixás: Xangô, Ogum, Oxum, Oxalá e Iemanjá.
Classificação na Alquimia Ancestral: EXPANSORA.

ARTEMÍSIA

Nomes científicos: *Artemisia annua, Artemisia vulgaris.*
Sinonímias: qing hao, camomila-do-campo, erva-de-fogo, erva-de-são-joão, rainha das ervas.

Com algumas pesquisas, foi descoberta sua grande ação antimalárica, sendo utilizada no mundo todo, especialmente em casos mais graves. Ela cresce em todos os lugares, sua origem está nos países Asiáticos, principalmente no Vietnã e na China.

Ações farmacoterapêuticas na fitoterapia: amarga; sudorífera; antimalárica; antiparasitária; digestiva; antitumoral (marcadora de célula defeituosa estimulando a apoptose).
Usos terapêuticos: Malária; má digestão; ressaca; câncer de mama; leucemia; febre; dor de cabeça; tontura; diarreia; enterites; icterícia; estresse; nervosismo.
Partes utilizadas: partes aéreas.
Contraindicações na fitoterapia: em altas concentrações, pode trazer confusões mentais. Não administrar em grávidas e em crianças. É tóxica para o gado.
ESPÍRITO VEGETAL: equilibra e melhora as percepções espirituais. Traz consigo a força feminina, melhora a sensibilidade, a mediunidade, como a losna, auxilia muito na renovação de pensamentos.

Ajuda muito na autoaceitação, mostrando seu verdadeiro eu, e que todos somos lindos aos olhos de Deus. Harmoniza o poder de atração, desenvolvendo o magnetismo feminino. Traz a liberdade e o conhecimento para mostrar que todos somos livres e ninguém é escravo de ninguém. Coragem, determinação e autoaceitação (amor próprio) são as palavras-chave. Atua do 2º ao 7º chacras.
Orixás: Obá, Oxóssi, Oxumaré, Iansã, Oxum.
Classificação na Alquimia Ancestral: EXPANSORA.

Aspargo

Nome científico: *Asparagus officinallis.*
Sinonímias: asparagos, espargo, melindre, aspargo-hortense, spargel.
É uma planta consumida no mundo inteiro como alimento, nativa da região Norte da África e Ásia. Usada muito na Antiguidade para combater problemas do trato urinário e do fígado.
Ações farmacoterapêuticas na fitoterapia: diurético forte; depurativo reumático; suavemente laxante e sedativo; antioxidante; alta concentração de vitaminas C e A; selênio e zinco; hepatoprotetor.
Usos medicinais: usado como alimento em saladas e muito apreciada como tempero em carnes. Ajuda em cistites; cálculos renais; anuria; artrite; prisão de ventre. Auxilia a eliminação de substâncias inflamatórias causadas por doenças autoimunes.
Partes utilizadas: raiz e brotos.
Contraindicações na fitoterapia: cautela para pessoas com problemas renais. Em virtude da alta concentração de vitaminas e minerais, pode ocasionar pedras nos rins.
ESPÍRITO VEGETAL: atua no 2º e 3º chacras. Retira pensamentos indigestos que ficam martelando em nossas cabeças. Traz compreensão às pessoas e o entendimento de que cada um tem seu caminho. Traz o respeito ao próximo. Mostra que todos têm um pedacinho da verdade. Ensina que todos nós estamos ligados pela teia da vida. E mostra que todas as nossas relações são sagradas, respeitando todas as opiniões.
Orixás: Oxóssi, Ogum.
Classificação na Alquimia Ancestral: EXPANSORA.

Assa-peixe

Nome científico: *Vernonia polyanthes*.

Sinonímias: cambará-branco, cambará-açu, alecrim-do-campo, chamarrita, assa-peixe-roxo, assa-peixe-do-pará, erva-preá, cambará-guaçu, cambarazinho, casca-preta, tramanhem, erva-de-mula, mata-pasto, salsa-da-praia.

Considerada uma Panc (planta alimentícia não convencional), leva esse nome porque os índios a utilizavam para enrolar peixes e colocá-los para assar. Considerada erva daninha, mas se bem utilizada, principalmente em xaropes, é um excelente expectorante. Nativa do Brasil.

Ações farmacoterapêuticas na fitoterapia: anti-inflamatória; antialérgica; expectorante; antirreumática; antitérmica; emenagoga; antimicrobiana; antifúngica; antihipertensiva.

Usos medicinais: para bronquite; asma; tosses produtivas; resfriados; gripe; garrafadas para pós-parto. Mastigar as folhas é tratamento para a melhora da visão; para pneumonias, tuberculose, pressão alta. Auxilia na produção de leite materno e tratamento da malária.

Partes utilizadas: toda a planta.

Contraindicações na fitoterapia: não existem muitos relatos na literatura sobre suas contraindicações, mas por algumas ações terapêuticas, não é indicada para grávidas nos primeiros meses de gravidez.

ESPÍRITO VEGETAL: é uma planta que traz a força viva da Mãe Natureza, o respeito por tudo e por todos. Ajuda a preencher nossos sentidos com compaixão e respeito com o próximo, auxiliando na decantação de preconceitos, machismos e tudo que vai contra a boa convivência das pessoas. Ensina e traz a consciência de que todos somos ligados pela Teia da Vida, independentemente de cor, raça, sexo ou qualquer coisa que pessoas desequilibradas inventaram para segregar. Gera o Amor por tudo e por todos, regenera e resgata nossos sentimentos mais puros e luminosos.

Orixás: todas as sete vibrações divinas.
Classificação na Alquimia Ancestral: EXPANSORA.

AVENCA

Nomes científicos: *Adiantum capillus-veneris, Veneris capillus, Avenca brasiliensis, Adianthum risophorum.*

Sinonímias: cabelo-de-vênus, avenca-cabelo-de-vênus, avenca-do-canadá, samambaia-de-senhora, avencão, cabelo-de-anjo.

Uma planta utilizada desde a Antiguidade. Plínio, o Velho (23-79 d.C.), dizia que é excelente para expulsar cálculos renais. Uma erva que nasce entre as rochas das cachoeiras, muito abundante em todas as Américas.

Ações farmacoterapêuticas na fitoterapia: auxilia na dissolução de cálculos renais; expectorante; anti-nflamatória; antiespasmódica; estimulante do folículo piloso; hipoglicemiante; adstringente; auxilia na regulação hormonal; depurativa.

Usos medicinais: cálculo renal (pedras nos rins); calvície; rouquidão; bronquite; tosses produtivas; diabetes; diarreia; vaginoses e hemorragias uterinas.

Parte utilizada: partes aéreas.

Contraindicações na fitoterapia: Auxilia na baixa do açúcar sanguíneo, por isso pessoas que tomam medicamento para diabetes devem ficar atentas para não ocorrer sinergismo de ação, principalmente com metformina e acabar tendo uma hipoglicemia de rebote. Estimula a produção de estrogênio. Mulheres que tiveram câncer de útero ou ovário não é recomendado a sua utilização.

ESPÍRITO VEGETAL: Auxilia na abertura dos caminhos. A Ajuda na busca do amor próprio, na comunicação espiritual e alinhando sentimento, mente e as emoções com o espírito. Fortalece a abertura dos sentidos, favorece a gentileza, o carinho, o amor e o respeito pelo próximo. Funciona também, como o gengibre, como catalisador de todos os compostos na poção mágica. Traz o encontro ao Ouro da vida, não só dinheiro, mas o Ouro da vida, do amor, da sabedoria, da felicidade e da autorrealização. Ajuda no encontro com a força feminina.

Orixás: Oxum, Xangô, Oxumaré, Iansã.

Classificação na Alquimia Ancestral: EXPANSORA.

BABOSA

Nome científico: *Aloe vera.*
Sinonímias: aloe, caraguatá.
Nativa da África, ela costuma ser cultivada em vasos e tem dois tipos distintos de uso medicinal. O gel transparente no interior da folha é um ótimo cicatrizante de feridas e queimaduras. A seiva amarela na base da folha, conhecida como resina de babosa, quando seca é um laxante muito forte.

Ações farmacoterapêuticas na fitoterapia: cicatrizante; adstringente; emoliente; colerética e colagoga (estimula a liberação de bile); laxante.

Usos medicinais: a utilização interna não é recomendada, se utilizada em pequenas doses em sucos, funciona como cicatrizante em úlceras pépticas e laxativa em altas doses (CUIDADO), mas, se errar a dose, pode trazer problemas renais graves. Muito utilizada externamente em erupções cutâneas; feridas; estrias; queimaduras; verrugas; úlceras varicosas; psoríase; dermatites; hidratação e fortalecimento capilar; antirrugas. Bastante usada como emplastro e cataplasma.

Partes utilizadas: folhas.

Contraindicações na fitoterapia: não é recomendado o uso interno em altas doses, pois pode trazer problemas renais graves. Mulheres grávidas, pessoas com doenças renais e que estão amamentando não devem utilizar internamente.

ESPÍRITO VEGETAL: é uma planta que auxilia na cicatrização de feridas astrais, na cicatrização do espírito, no reconhecimento do seu amor-próprio. Traz à tona a beleza do espírito, auxilia na busca do desejo da vida. Ajuda na ligação entre mente, espírito, emoção e matéria. Renova nossos pensamentos conosco, traz o encontro com nosso arco-íris interior. Ajuda na estabilidade e manutenção da ligação com o Sagrado. Auxilia a manter os negócios mais prósperos e duradouros.

Orixás: Oxum, Obaluaiê, Iemanjá, Oxumaré.
Classificação na Alquimia Ancestral: EXPANSORA.

BARBA-DE-VELHO

Nome científico: *Tillandsia usneoides.*

Sinonímias: barba-de-bode, barba-de-pau, samambaia-de-velho, barba-espanhola, barba-de-macaco, cabelos-de-rei, crina vegetal, erva-dos-barbonos, samambaia-do-norte, hirahuasso.

Barba-de-velho é uma bromélia que cresce sob as grandes árvores, planta nativa das Américas que cresce com muita facilidade nas matas. É uma planta que não suporta poluição. Sua presença é um sinal de que a mata está em ótimas condições de crescimento, é um termômetro para visualizar a qualidade do ar.

Ações farmacoterapêuticas na fitoterapia: adstringente; antimicrobiano; antifúngico; circulatório; antirreumático; cicatrizante; hipoglicemiante.

Usos medicinais: hemorroida; varizes; úlceras para varicosas; diabetes; feridas.

Partes utilizadas: toda a planta.

Contraindicações na fitoterapia: pessoas com diabetes devem ter cuidado no seu uso. Ter cuidado se for pegá-lo na natureza, pois existem várias trepadeiras muito parecidas e levam a sinonímia de barba-de-velho.

ESPÍRITO VEGETAL: é uma erva que fica suspensa no ar, mas que traz muito foco, realização e equilíbrio da matéria com o espiritual. Ajuda na materialização de sonhos, traz o equilíbrio de um bom Ancião, que sabe por onde caminha e como caminhar. Ajuda a entender o que é da matéria e o que é do Sagrado. Auxilia na compreensão de que estamos no lugar em que precisamos, bem como na aceitação de que a vida não é injusta. Auxilia no terceiro e quarto chacras. Traz a força do(a) guerreiro(a) para trazer a caça. A força de vontade, a garra para correr atrás dos sonhos, com muita determinação, equilíbrio e amor no coração. Mostra nossos limites, primeiro ajudando na aceitação, para em seguida trabalhar e melhorar o que precisa ser melhorado. Ajuda na conexão com os nossos Ancestrais, auxilia no respeito de quem veio primeiro.

Orixás: Xangô, Oxóssi e Obá.

Classificação na Alquimia Ancestral: EXPANSORA.

BOLDO-DO-CHILE

Nome científico: *Peumus boldus.*
Sinonímia: boldo.
Árvore de até seis metros de altura. Boldo-do-chile é utilizado pelo povo mapuche do Chile.

BOLDO-DE-JARDIM

Nomes científicos: *Coleus forskohlii* e *Plectranthus barbatus.*
Sinonímias: falso-boldo, boldo-da-terra, boldo-brasileiro, tapete-de-oxalá, orelha-de-onça.
Existem várias plantas com as mesmas sinonímias. Não vou entrar em detalhe qual boldo é qual, porque na verdade, na fitoterapia, funcionam praticamente da mesma forma, e na parte energética também. Seu espírito vegetal já tem sua identificação e função bem definidas. Cada pessoa usa e acredita de um jeito, e isso não tem nada de errado. No uso energético cada um usa da forma que sua fé mostra e ensina, e digo não só na religião, mas também a fé é o que traz a nossa crença em tudo, é a Esperança para fazer e seguir os caminhos da vida, pois sem fé não vamos a lugar algum. Nesse ponto vou deixar uma reflexão, uma frase curta, mas com grande profundidade: "A floresta é um médico que Deus nos deixou, depende da nossa fé como vamos usá-la".

Ações farmacoterapêuticas na fitoterapia: tônico digestivo; colerético e colagogo; antiespasmódico; carminativo; reduz a pressão arterial; broncodilatador; antiulceroso; anti-helmíntico; cicatrizante; analgésico e antibacteriano.

Usos medicinais: para ressaca; ajuda na digestão de gorduras; desconforto abdominal; parasitas intestinais; infecções intestinais; dor de ouvido; bronquite; asma; azia; úlcera péptica; diarreia. Utilizado também para diminuir a pressão intraocular (glaucoma); hipertensão; melhora a circulação do coração e do cérebro. Ajuda no tratamento da sífilis.

Partes utilizadas: toda a planta.

Contraindicações na fitoterapia: usar com cautela, pois seu uso abusivo pode trazer irritação gástrica. Pode causar aborto e trazer efeitos teratogênicos, não sendo indicado para os primeiros meses de gravidez.

ESPÍRITO VEGETAL: é o símbolo da coragem, da boa vontade. Atua muito no chacra coronal e cardíaco, trazendo a fé, principalmente trazendo a fé em si mesmo, espantando bloqueios mentais e limitações impostas por formas de pensamentos medíocres que temos durante os dias. Ajuda na diminuição do nosso ego, fortalecendo nossa força altruísta. Atrai paz, harmonia ao nosso redor, auxilia nas nossas autorrealizações. Traz a esperança para nossas vidas. Auxilia muito em preparos para desenvolvimento mediúnico, fortalecendo a ligação com o Sagrado. Cristaliza pensamentos negativos.

Orixás: Oxalá, Logunã, Oxóssi e Oxum.

Classificação na Alquimia Ancestral: EXPANSORA.

Café

Nome científico: *Coffea arabica.*

Café é um arbusto gigante que é nativo da Grande Mãe África, hoje cultivado em áreas tropicais no mundo todo. O começo da utilização do café foi de forma ritualística no Sufismo (corrente mística do Islã), para que a prece pudesse se estender noite adentro.

Ações farmacoterapêuticas na fitoterapia: estimulante do SNC; aumenta o desempenho físico e mental; digestivo; diurético; antiespasmódico; afrodisíaco; purgativo leve; cardiotônico; anti-inflamatório; cicatrizante.

Usos medicinais: para cansaço; auxilia no processo de emagrecimento; estimulante sexual; má digestão; constipação; dores de cabeça; enxaqueca; hipotensão; dificuldade de urinar; pequenos ferimentos; hematomas. A ingestão de café está associada com a diminuição do risco de obter câncer de cólon, também se acredita que tenha efeito neuroprotetor, auxiliando na doença de Alzheimer e Parkinson.

Partes utilizadas: folhas e sementes.

Contraindicações na fitoterapia: muitas pessoas acreditam que o cafezinho que nós tomamos pode viciar. Isso é mentira. Embora não cause vício, parar abruptamente pode causar dor de cabeça. Cuidado com as pessoas que têm hipertensão arterial, pois aumenta o débito cardíaco.

ESPÍRITO VEGETAL: é uma planta estimulante, que remete a foco, concentração, ancestralidade e claro à vitalidade, à longevidade, auxiliando na materialização de sonhos e de prosperidade. Ajuda

a iniciar e manter novos negócios. Traz a razão em primeiro lugar, mas sabe ponderar com o espiritual também. Equilíbrio e determinação são as palavras-chave. Traz longevidade e vitalidade. Atua em todos os chacras. Traz a sabedoria da paciência, da resiliência, do entendimento de que coisas duradouras levam tempo para se conquistar e se tornarem firmes.
Orixás: Todos.
Classificação na Alquimia Ancestral: EXPANSORA.

CÁLAMO AROMÁTICO

Nome científico: *Acorus calamus.*
Sinonímia: cana-cheirosa.
Planta muito importante na medicina ayurvédica, há muito tempo vem sido usada como estimulante e digestivo. Muito utilizada na Europa e nos Estados Unidos, uma erva que cresce no mundo todo; prefere áreas pantanosas, crescendo muito bem em barrancos de rios e lagos.
Ações farmacoterapêuticas na fitoterapia: carminativo (antiflatulento); tônico; antioxidante potente; anti-inflamatória; estimulante sexual; amargo.
Usos medicinais: em infusão, decocção e tintura, é estimulante de apetite; digestivo; estimulante sexual; para febres e cólicas intestinais; dor de dente (mastigar o caule); gases. Doses pequenas auxiliam na redução da acidez estomacal. Doses maiores aumentam a acidez estomacal. Rizoma em pó inalado (rapé) serve para eliminar secreções pulmonares. Na medicina ayurvédica é utilizado como rejuvenescedor do Sistema Nervoso Central (SNC) e estimulante sexual.
Partes utilizadas: toda a planta.
Contraindicações na fitoterapia: um dos constituintes, beta-asarona isoladamente, tem ação carcinogênica. Mas a Índia utiliza o pó há milênios e não há relatos de câncer causado pelo uso. Isso mostra que a planta utilizada inteira não causa problema, mas ainda serão necessárias mais pesquisas específicas. Não utilizar em mulheres grávidas nem amamentando. Não consumir por mais de um mês.
ESPÍRITO VEGETAL: sua energia sutil auxilia muito na calma, na aceitação de problemas e de perdas. Ajuda no encerramento de

coisas (relacionamento, apego, trabalho, etc.), na digestão de opiniões que não entendemos. Atua na quebra de pensamentos preconceituosos e egocêntricos, equilibrando o orgulho e a vaidade em excesso. Auxilia em problemas relacionados com a sexualidade, principalmente com autoaceitação, trazendo confiança para sua opinião, seja ela qual for. Atua muito bem no primeiro e no segundo chacras.

Orixás: Obaluaiê, OMULO, Nanã Buruquê, Logunã e Oxumaré.
Classificação na Alquimia Ancestral: EXPANSORA.

Calêndula

Nome científico: *Calendula officinalis.*
Sinonímias: mal-me-quer, maravilha, mal-me-quer-dos-jardins, maravilha-do-campo, calêndula-dos-jardins, margarida.

Nativa do sul da Europa, é uma das plantas que simboliza o amor junto ao girassol. Muito boa como depurativo. Suas cores variam de um alaranjado vivo a um amarelo vivo.

Ações farmacoterapêuticas na fitoterapia: anti-inflamatória; relaxante muscular; adstringente; cicatrizante; antimicrobiana; antifúngica; desintoxicante; depurativa; levemente estrogênica.

Usos medicinais: excelente como cicatrizante; sangramentos intensos; queimaduras; assaduras; erupções cutâneas; acne; furúnculos; micoses; candidíase vaginal e oral; rachaduras nos mamilos após amamentação; gastrite; úlceras pépticas; colite; depurativa sanguínea; reduz dores menstruais; auxilia na regulação do fluxo menstrual. Pode ser usada em ducha ginecológica e anal; hemorroidas; picadas de inseto; ulcerações na boca e gengiva.

Partes utilizadas: flores.
Contraindicações na fitoterapia: não há nada relevante.
ESPÍRITO VEGETAL: é uma planta que expande e energiza nosso corpo como o Sol. Uma flor que representa o amor, que aquece nossa alma. Sua energia combate a tristeza e a melancolia, traz o aquecimento do bom humor. Auxilia na sexualidade, movimenta energias estagnadas para o encontro do Ouro próprio. É uma energizante em qualquer composto, energiza e aquece tudo à sua volta, soprando a negatividade para longe. Estimula o movimento e elimina a estagnação. Aquece o coração que sofreu abandono. Age do 5º ao 7º chacras.

Orixás: Oxum, Oxumaré, Iansã e Egunitá.
Classificação na Alquimia Ancestral: EXPANSORA.

CAMOMILA

Nomes científicos: *Chamomilla recutita, Matricaria recutita, Matricaria chamomilla, Chamomilla vulgaris, Chamaemelum nobile.*

Sinonímias: camomila-dos-alemães, matricária, maçanilha, camomila branca, camomila-azul, camomila-romana.

Uma excelente calmante e digestiva, e tantas outras indicações que merecem respeito. Uma planta que se adaptou muito bem a todas as regiões temperadas do mundo todo.

Ações farmacoterapêuticas na fitoterapia: cicatrizante; tônica digestiva; sedativa; carminativa; relaxante; calmante; ansiolítica; antialérgica; antibacteriana; para hipotensão.

Usos medicinais: para gastrite; azia; úlceras digestivas; TPM; cólicas em bebês; calmante; para gases; dores musculares (como relaxante); insônia; renite; eczemas; mamilos doloridos; cólicas intestinais; conjuntivite; picadas de insetos; gengiva sangrando; hemorroida; enjoo matinal; náuseas; perda de apetite; enxaqueca; *delirium tremens*; histeria.

Partes utilizadas: flores.

Contraindicações na fitoterapia: pessoas que sofrem de pressão baixa devem ingerir com cautela, pois pode baixar demais a pressão. Cuidado ao operar máquinas.

ESPÍRITO VEGETAL: ela é um calmante do nosso campo astral. Atrai a calma e, também, prosperidade e dinheiro. Fortalece o amor fraternal, traz a coragem. Elimina nossa falta de fé, desespero, raiva, ódio e, principalmente, nossas mágoas, nos ensinando a perdoar e amar ao próximo, trazendo a esperança. Muito boa para auxiliar no sono e tranquilizar a mente e emoções agitadas, trazendo a vontade da criação. Harmoniza nosso bem-estar físico, emocional e espiritual.

Orixás: Oxalá, Iemanjá, Oxum e Nanã Buruquê.
Classificação na Alquimia Ancestral: EXPANSORA.

CANA-DO-BREJO

Nomes científicos: *Costus sp. (Costus spicatus, Costus arabicus, Costus pisonis, Costus spiralis), Alpinia spicata, Sagitaria tuberosa, Alpinia spiralis.*

Sinonímias: cana-branca-do-brejo, cana-branca, cana-do-mato, caatinga, cana-roxa-do-brejo, cana-de-macaco, cana-roxa, pacocaatinga, jacuacanga, ubacaiá, periná.

Os antigos utilizavam as folhas untadas em sebo e passavam topicamente como emoliente em contusões e inchaços. Nativa do Brasil, nasce em praticamente todo o território nacional, mas é uma planta que cresce abundantemente na Mata Atlântica.

Ações farmacoterapêuticas na fitoterapia: diurética; emenagoga; antibacteriana; sudorífica; anti-inflamatória.

Usos medicinais: para nefrites; dores renais; tratamento de gonorreia; cólicas menstruais; furúnculos; contusões e inchaços; hérnias.

Partes utilizadas: toda a planta.

Contraindicações na fitoterapia: não é interessante para mulheres grávidas. Uso em excesso pode causar pedras na vesícula biliar.

ESPÍRITO VEGETAL: é uma planta que estimula a criatividade, bem como auxilia na produção e na expansão da vida. Atua muito na intuição, ampliando todos os nossos sentidos, para o auxílio do próximo passo. Ajuda na sensibilidade, trazendo a sabedoria ancestral. Auxilia na decantação de energias negativas, nos ensinando a lidar com mágoas ou com situações mal resolvidas que acabamos varrendo para debaixo do tapete. Atua muito bem do 1º ao 6º chaccras, ajudando na abertura do terceiro olho, melhorando a vidência e o contato com o Sagrado.

Orixás: Iemanjá, Nanã Buruquê, Obaluaiê.

Classificação na Alquimia Ancestral: EXPANSORA.

Canela

Nome científico: *Cinnamomum sp.*

A canela foi citada pela primeira vez na Torá (Antigo Testamento), sendo uma das especiarias mais importantes, como a pimenta-do-reino e o cravo. É utilizada como remédio e com fundo ritualístico desde muito tempo. Nativa da Índia e do Sri Lanka chegou ao Egito em 2000 a.C.

Ações farmacoterapêuticas na fitoterapia: termogênica; carminativa; melhora a ligação da insulina no seu receptor; antimicrobiana; fungicida. Auxilia no metabolismo de lipídios e triglicerídeos;

hipotensora; antioxidante; é um sedativo leve; analgésico; estimulante circulatório; digestiva; afrodisíaco.

Usos medicinais: usada como especiaria; para emagrecimento; diabetes; hipertensão arterial; problemas metabólicos (colesterol alto, triglicerídeos); aterosclerose; varizes; hematomas; amigdalites; faringites; colites; má digestão; flatulência; gripe; memória; cólicas menstruais; ovário policístico; resistência periférica à insulina.

Partes utilizadas: casca e galhos.

Contraindicações na fitoterapia: pode provocar hipoglicemia de rebote.

ESPÍRITO VEGETAL: é uma erva mágica por natureza, organizadora, magnetizadora e agregadora. Cria um campo áurico magnetizador que atrai toda energia positiva e de abundância espiritual, emocional e, consequentemente, auxilia na materialização de sonhos e conquistas. Cria uma ligação com Olorum, com Deus, como se fosse um caminho reto e direto com Ele e Ela, trazendo a energia do Amor de Deus para nós. É vitalizadora da alma, do espírito e do corpo. Elimina insatisfação, ingratidão e dá cor à vida, mostrando que com dedicação, amor e paciência conquistamos aquilo que merecemos. Claro, nos mostra que sempre merecemos mais positividade em nossas vidas. É uma erva que traz o amor, a sedução, a sensualidade e o desejo. Trabalha em todos os chacras, mas ajuda muito do 4º ao 7º.

Orixás: Oxum, Xangô, Egunitá, Iansã e Oxalá.

Classificação na Alquimia Ancestral: EXPANSORA.

Capim-limão

Nomes científicos: *Cymbopogon citratus, Andropogon citratus.*

Sinonímias: capim-santo, capim-cidró, erva-cidreira, capim-cidreira, capim-cidrão, caninha-limão, jacapé, capim-cidrilho, cidrilho, cidreira.

Nativo do Sri Lanka, agora está presente em todas as regiões tropicais do mundo. Seu óleo essencial, por ser muito cheiroso, é utilizado muito na indústria cosmética e de perfumes. Cresce bem em todo o Brasil. Uma planta que se deve ter bastante cuidado ao manipular, pois suas folhas são compridas e podem cortar a mão.

Ações farmacoterapêuticas na fitoterapia: ansiolítico; calmante; antifúngico; sedativo; digestivo; antimicrobiano; antirreumático; carminativo; diminui a pressão arterial.

Usos medicinais: para crises nervosas e insônia; é relaxante muscular; para flatulência; pressão alta; relaxamento da musculatura uterina, auxiliando no parto; sedação intensa. Cataplasmas nas articulações para atenuar a dor; anúria; febre alta. Pasta de folhas é colocada em áreas com micose.

Partes utilizadas: folhas.

Contraindicações na fitoterapia: auxilia na digestão, mas seu uso excessivo faz com que o estômago libere altas concentrações de ácido clorídrico. Contraindicado para quem tem úlceras estomacais e diverticulite. Muito cuidado ao realizar atividades que exigem atenção, pois causa alta sedação. Cuidado em mulheres grávidas, por relaxar a musculatura uterina.

ESPÍRITO VEGETAL: é uma erva muito utilizada para acalmar ambientes, traz consigo a paz de espírito, a razão e o caminho muito bem conhecido. Traz uma questão ordenadora e expansiva do conhecimento, por acalmar e dar tranquilidade para que as coisas entrem nos eixos. Acalma a mente e a alma, é o perfume dos sentimentos, excelente tranquilizadora de espíritos e consciências agitadas. Auxilia no desenvolvimento mediúnico e na atração de espíritos protetores. Atua em todos os chacras.

Orixás: Oxalá, Ogum, Oxóssi, Obaluaiê, Nanã.

Classificação na Alquimia Ancestral: EXPANSORA.

Cerejeira

Nomes científicos: *Prunus serotina, Prunus avium, Prunus cerasus, Eugenia involucrata, Phyllocalyx involucratus.*

Sinonímias: cerejeira-negra, cereja, cerejeira-do-mato, cerejeira-do-rio-grande, cerejeira-da-terra, ginjeira, araçazeiro.

Existem várias espécies de árvores diferentes, mas que carregam o mesmo nome popular e produzem frutos muito similares. *Prunus avium* e *P. cerasus* têm sua origem na Ásia, e são muito cultivadas em regiões temperadas, já *Prunus serotina* é nativa da América do Norte, mas também se espalhou por várias regiões temperadas no mundo todo. Agora, aqui no Brasil nós temos a *Eugenia involucrata,* uma cerejeira que é nativa da Mata Atlântica. Ela percorre desde o estado de Minas Gerais até o Rio Grande do Sul, presente também no Uruguai e na Argentina.

John Gerard dizia que pendurar cerejas pela casa afastava a febre. As mulheres cherokees utilizam a casca de cerejeira para facilitar o parto.

No Japão, todas as árvores são sagradas e a cerejeira é considerada a mais bela. Muitos dizem que a beleza das mulheres japonesas é comparada às flores de cerejeiras, e suas virtudes, à flor de ameixeira.

Ações farmacoterapêuticas na fitoterapia: hipoglicemiante; reduz níveis de colesterol e triglicerídeos; hipotensora; antipirética; demulcente; diurética; antimicrobiana; anti-inflamatória; antioxidante; antitumoral; antiviral; circulatória; adstringente; antitussígena; estimulante; antidiarreica; antirreumática; antiulcerosa; vermífuga; digestiva; estimulante da contração uterina; depurativa; antiparasitária.

Usos medicinais: cicatrizante; amenorreia; hipertensão arterial; diabetes; úlcera estomacal; azia, má digestão; anemia; dores articulares; gota; problemas metabólicos; tosses produtivas; bronquite; asma; gases; hemorroidas; cistites; nefrites; febres; síndrome do intestino irritável; gripe; tosses secas; alergias; escorbuto; ansiedade; verminoses; furúnculos; artrite; micoses. Utilizada na produção de cosméticos. Para insônia; melhora libido; ajuda na fertilidade.

Partes utilizadas: toda a planta.

Contraindicações na fitoterapia: não é indicado o uso interno do óleo essencial puro. O uso excessivo das folhas e da casca pode trazer intoxicações, com vômito, diarreia, tonturas, convulsões e tremores. As sementes são tóxicas, não ingeri-las.

ESPÍRITO VEGETAL: é uma árvore já utilizada há milênios em várias regiões do mundo. Sua beleza e formosura são encantadoras. Apesar dessa delicadeza, seu caule é firme como rocha quando seco. É uma planta que nos ajuda a encontrar nossa beleza interna, nos auxilia a enxergar nosso verdadeiro Espírito e mostra a beleza da vida. Traz a sensualidade, o amor, o desejo e a beleza, mas também a força e a potência feminina. Ajuda a combater a tristeza. Auxilia na fertilidade, na busca do amor. Traz o encontro do amor com altivez e coragem. Ajuda a entender que todas as relações são sagradas. Auxilia na compreensão do próximo. Ajuda na aceitação e entendimento de que todos têm um pouquinho da verdade. Auxilia a combater pensamentos preconceituosos e mesquinhos. Mostra que todos vieram para reinar neste mundo, e esse reino é dentro do coração, dentro do Amor Divino verdadeiro. Traz a esperança e a crença com a coragem para seguir em frente, pois todos têm o direito de ser felizes e prósperos. Ensina que a energia sexual é importante, mas deve haver bom senso para não cair nos prazeres exagerados da vida. Ajuda na sexualidade. Com a cerejeira, Amor e Beleza são as palavras-chaves. Traz firmeza de pensamento e de atitudes, com senso de Justiça. Age em todos os chacras. Mostra que firmeza não tem relação com grosseria e má educação.

Orixás: Oxalá, Logunã, Iemanjá, Oxum, Oxumaré, Iansã e Xangô.

Classificação na Alquimia Ancestral: EXPANSORA.

CIPÓ-DE-CABOCLO

Nome científico: *Davilla rugosa*.

Sinonímias: folha-de-lixa, sambaíba, cajueiro-bravo, capa-home, cipó-carijó, lixeira, lixinha, sambaibinha, cipó-d'água, dávila-brasileira, muiraqueteca.

Uma planta nativa do cerrado do Brasil, representando em seu nome o uso ritualístico. Também é utilizada por homens simples no país, conhecida medicinalmente pelos nativos brasileiros há muito tempo. Bastante usada em alguns rapés pelo Brasil. Uma planta que mostra sua capacidade de resistência, subindo e crescendo nas grandes árvores brasileiras.

Ações farmacoterapêuticas na fitoterapia: purgativa; afrodisíaca; depurativa sanguínea; diurética; cicatrizante; antiulcerosa; antinflamatória; emenagoga.

Usos medicinais: para constipações; leucorreia; inchaços nas pernas; varizes; hemorroidas; úlceras estomacais; é estimulante sexual; estimulante do SNC; para elefantíase; estimulante da menstruação.

Partes utilizadas: toda a planta.

Contraindicações na fitoterapia: não é indicado para gestantes e crianças. Usar com cautela, pois pode trazer problemas para o fígado e para o rim.

ESPÍRITO VEGETAL: é uma erva que proporciona pé no chão. Ajuda na expansão do conhecimento com inteligência e direção, propiciando concentração, foco e equilíbrio. Traz consigo a força dos Caboclos, da Jurema, da Mãe Natureza, possibilitando resistência e firmeza de pensamento. Traz o conhecimento da sua verdade, auxilia no encontro do propósito da vida, com certeza e clareza. Faz limpeza espiritual leve. Ajuda na concretização dos sonhos. Atua do 3º ao 7º chacras. Suas folhas são ásperas, firmes, mas nos tratam com esse carinho para nos mostrar que na vida se precisa de firmeza, coragem e força, mas não podemos esquecer do amor e da compaixão. Mesmo sendo firme e áspero/ríspido, não quer dizer que não haja amor.
Orixás: Oxóssi, Xangô, Obá e Iansã.
Classificação na Alquimia Ancestral: EXPANSORA.

COENTRO

Nome científico: *Coriandrum sativum.*
Sinonímias: coentro-português, coriandro, erva-perceveja, salsinha.
O coentro é utilizado há milênios. Existe registro de seu uso no *Papiro Ebers,* as escrituras egípcias. Chegou até a China, e é muito utilizado como cicatrizante e antimicrobiano. Além de suas propriedades medicinais, é usado também como tempero nas nossas cozinhas e conservas para dar aquele aroma agradável e apetitoso.
Ações farmacoterapêuticas na fitoterapia: carminativo; calmante; analgésica; relaxante; antisséptica; cicatrizante; diurética; digestivo; expectorante; hipoglicemiante; carminativo.
Usos medicinais: suas sementes moídas com o óleo, esfregando nas partes doloridas, diminuem as dores da artrose e articulares. Auxilia na digestão de gorduras; inchaço nos testículos; queimaduras; carbúnculos; conjuntivite; combate parasitas (leishmaniose e helmintos). Auxilia no tratamento da diabetes; diminui a pressão arterial; é expectorante; para flatulência; cólicas abdominais e menstruais. Mastigado para auxiliar no mau hálito e, também, contra insônia e calmante leve para a ansiedade. É muito usado em temperos.
Partes utilizadas: toda a planta.
Contraindicações na fitoterapia: não há nenhuma contraindicação.

ESPÍRITO VEGETAL: ajuda a colocar o ego e a vaidade em segundo plano. Auxilia na compreensão do mundo espiritual, renovando e mostrando o caminho para o encontro com seu Eu Superior. Retira as vaidades e futilidades de nossas vidas. Atua no aumento da moral, gerando mais desejos, carinho, compaixão, amor e paciência. Reduz a hipersexualidade. Auxilia na sensualidade. Traz coragem para seguir em frente com seus desejos e seus sonhos. Atua em todos os chacras.

Orixás: Oxum, Obá, Oxumaré e Iansã.

Classificação na Alquimia Ancestral: EXPANSORA.

Colônia

Nomes científicos: *Alpinia speciosa, Alpinia zerumbet, Alpinia officinarum.*

Sinonímias: alpínia, flor-de-colônia, colônia-de-oxum, jardineira, colônia-de-espinho-cigano, pau-santo, gengibre-concha, gengibre-casca, macacá, lírio-rosa-de-porcelana, falso-cardamomo, colar-de-noiva, galanga-pequena.

É uma planta da família do gengibre, *Zingiberaceae*, muito utilizada para facilitar a digestão. Seu rizoma é preferido por ter maior concentração de princípios ativos. Tem sabor levemente picante e aroma agradável. Planta nativa do sul da China e do Sudoeste Asiático, cresce muito bem em regiões tropicais e subtropicais.

Ações farmacoterapêuticas na fitoterapia: anti-hipertensiva; relaxante; calmante; antiulcerosa; antidiabética; antimicrobiana; diurética; depressora do SNC; antifúngica; anti-inflamatória.

Usos medicinais: para hipertensão arterial; rigidez nervosa; estresse diário; diabetes; melhora o foco; para constipação; cistites; micoses de unha; problemas cardíacos. Diminui náuseas e vômitos; para dificuldade de digestão; excelente contra candidíase. Pesquisas demonstram sua capacidade antitumoral e com a artrite.

Partes utilizadas: Toda a planta.

Contraindicações na fitoterapia: não utilizar em crianças menores de 2 anos. Diabéticos devem tomar cuidado com a hipoglicemia de rebote.

ESPÍRITO VEGETAL: cria ao nosso redor uma energia de amor fraternal. Magnetizadora por excelência, atraindo para nós bons fluidos e energias positivas de prosperidade, amor de si e amor e compreensão do próximo. Auxilia na harmonização da família, ajudando a diluir e decantar sentimentos desnecessários. Acalma o espírito, iluminando com o Ouro e limpando com água. Auxilia muito na cicatrização de ferimentos causados por magias negativas no corpo astral. Como o gengibre, cria uma camada que envolve todo o nosso campo áurico, magnetizando e atraindo positividades para a nossa vida. Atua nos 6° e 7° chacras.
Orixás: Oxalá, Iemanjá, Oxum e Nanã.
Classificação na Alquimia Ancestral: EXPANSORA.

Cravo-da-índia

Nomes científicos: *Eugenia caryophyllata, Syzygium aromaticum.*
Sinonímia: cravinho.

O cravo é nativo da Indonésia é uma das especiarias mais importantes da Antiguidade, com a canela e com a pimenta-do-reino. Os botões secos das flores são a parte mais conhecida da planta. O cravo tem aroma característico e cresce muito bem em zonas tropicais e mais quentes.

Ações farmacoterapêuticas na fitoterapia: antisséptico; fungicida; carminativo; estimulante; afrodisíaca; analgésica; antiemética; antiviral; antiparasitária; fortificante das unhas; estimulante da mente.

Usos medicinais: para micose de unhas; é antigripal; para cólera; malária; tuberculose; sarna; piolhos; cólicas intestinais e menstruais. Para tensões musculares; tosse; memória; insônia; cansaço; revigorante mental; trabalho de parto (fortalece e estimula as contrações uterinas); acne; úlceras da pele; feridas; terçol; repelente de insetos (principalmente traças); amigdalites; afecções bucais; dor de dente; furúnculo; febre; nevralgias.

Partes utilizadas: folhas e botões de flores.

Contraindicações na fitoterapia: o óleo pode causar irritação na pele. Mulheres grávidas: usar com muito cuidado.

ESPÍRITO VEGETAL: o cravo é uma planta mágica por excelência. Auxilia no campo espiritual do médium, facilitando a ligação médium/entidade. Fortalece e mantém um fluxo reto e contínuo com o Sagrado. Potencializa e magnetiza as outras ervas do preparo. Auxilia na atração do sexo oposto. Uma erva de prosperidade. Muito parecido energeticamente com a canela. Melhora o campo áurico trazendo foco e percepção das energias sutis. Atrai a energia da prosperidade e ajuda na sua concentração, para impulsionar uma vida em abundância. Traz movimento energético para as coisas estagnadas. Acentua a liderança justa e equilibrada. Atua do 4º ao 7º chacras especificamente, mas movimenta toda a energia do campo áurico, magnetizando para o verdadeiro sentido da vida de cada um.

Orixás: Oxalá, Iemanjá, Oxum, Iansã, Ogum, Xangô, Egunitá e Obá.
Classificação na Alquimia Ancestral: EXPANSORA.

Dente-de-leão

Nome científico: *Taraxacum officinale.*
Sinonímias: taraxaco, radite-bravo, chicória-louca, salada-de--toupeira.

Uma erva considerada daninha, que nasce em nossas calçadas e quintais, mostrando que a natureza é livre e surpreendente. Essa plantinha traz muitos benefícios à saúde. Uma planta recomendada desde o século XI. A raiz é muito boa para o fígado. Pode ser consumida como Panc.

Ações farmacoterapêuticas na fitoterapia: diurética; desintoxicante; amarga; depurativa de sangue; tem altas concentrações de potássio.

Usos medicinais: pode ser utilizada em salada *in natura*. Atua contra icterícia, gordura no fígado, ressaca, hipertensão, constipação; auxilia na flora intestinal; urticária.

Partes utilizadas: toda a planta.

Contraindicações na fitoterapia: não administrar para crianças menores de 2 anos. Pessoas com problemas de hiperacidez gástrica devem ter cuidado, porque o dente-de-leão estimula a liberação de ácido clorídrico estomacal.

Antes de falarmos sobre o *espírito vegetal* dessa maravilhosa planta, vou deixar uma mensagem escrita de Pai Antônio de Aruanda, no dia 2 de junho de 2020, falando sobre o dente-de-leão.

"Dente-de-leão, fio, é uma prantinha que nasce sem precisa de esforço, muitos de vóis acham que é praga, e num é não, na verdade é um bom remédio pra equilíbrio, pé no chão, sabe. Coloca ôceis no equilíbrio da razão, ajuda a ter a força e a sabedoria de Pai Xangô, e a destreza de Ogum, e a sabedoria e verdade de Pai Oxóssi, e claro

a força e potência de Mãe Iansã. As frorzinha trazem o Amô e autoconhecimento de Mamãe Oxum. Porque sem Amô, não tem como se conhece né?!"

ESPÍRITO VEGETAL: O dente-de-leão nos traz o equilíbrio da razão junto à emoção, para sermos bons líderes. Ajuda-nos na comunicação e na criação de caminhos para prosperidade e abundância. Traz a força, a coragem e a altivez feminina. Traz o senso de justiça, com a compreensão do próximo. Atua no auxílio de tomadas de decisão. Traz também a certeza de sermos responsáveis por nossas vidas. Elimina a terceirização de problemas. Ajuda com nosso amor próprio e nosso autoconhecimento. Traz sensualidade aliada com amor e bom senso. Ajuda a abrir caminhos e nos dá força para termos coragem de percorrer o caminho de nossas vidas de cabeça erguida, sem precisar provar nada a ninguém. Dá-nos força para vencer nosso maior inimigo, que somos nós mesmos. Ajuda na materialização dos nossos sonhos.

Orixás: Xangô, Ogum, Oxóssi, Iansã e Oxum.
Classificação na Alquimia Ancestral: EXPANSORA.

ENDRO

Nomes científicos: *Anethum graveolens, Peucedanum graveolens.*
Sinonímia: pode ser confundido com funcho e erva-doce. Conhecido também como dill.

Um remédio antigo, presente em várias escrituras egípcias, como ingrediente de uma mistura que tinha propriedades analgésicas. Na Grécia, cobria-se os olhos com as folhas para induzir o sono. Era queimado na Idade Média para acalmar e afastar feitiços negativos. Na cultura nórdica, é utilizado como calmante em todos os aspectos. Nativo da Europa e da Ásia.

Ações farmacoterapêuticas na fitoterapia: carminativo; calmante; estimula a produção de leite materno; antiespasmódico; repelente de insetos; expectorante.

Usos medicinais: utilizado principalmente para cólicas intestinais (inclusive de bebês) e menstruais; conjuntivites alérgicas; problemas de digestão; ansiolítico; insônia; estimula a secreção do leite (se a mãe tomar regularmente, também auxilia na cólica do bebê). Por ter características estrogênicas, pode ser utilizado como estimulante sexual. Antiflatulento, combate sarna e piolho, tratamento da conjuntivite.

Partes utilizadas: frutos (ou sementes, como a maioria chama) e folhas.

Contraindicações na fitoterapia: não há relatos significativos, apenas utilize com cautela o óleo puro.

ESPÍRITO VEGETAL: é uma planta da qual utilizamos mais os seus frutos, que nos acalmam com seu cheiro doce. Ajuda a digerir situações amargas de nossas vidas, a tirar psicoses, paranoias, toques e ansiedades. Traz harmonia e calma para o ambiente e a si. Ajuda a melhorar as intuições e elevar o espírito com calma. Melhora a capacidade de falar em público e fortalece e firma as energias positivas ao nosso redor. Trabalha muito bem os chacras laríngeo (5º), cardíaco (4º) e umbilical (3º). Trata decepções, tristeza e a melancolia, transformando-as em energia positiva e mantendo essa expansão cada vez mais positiva. Não há problema algum em usar endro, funcho ou erva-doce, pois são muito similares.

Orixás: Oxalá, Iemanjá, Oxum, Nanã Buruquê, Obaluaiê, Oxóssi e Ogum.

Classificação na Alquimia Ancestral: EXPANSORA.

Erva-cidreira (melissa)

Nomes científicos: *Melissa officinalis, Lippia alba, Lippia triphylla.*

Sinonímias: melissa, melissinha, melissa-verdadeira, cidreira-verdadeira, cidreira, cidreira-brasileira, cidró, cidró pessegueiro, cidrão.

John Evelyn (1620-1706) dizia que é uma erva soberana para o cérebro, fortalecendo a memória e afastando a melancolia com vigor. A *Melissa officinalis* (melissa verdadeira) é nativa da África, sul da Europa e oeste da Ásia, e a *Lippia alba* (melissa brasileira), com a *Lippia triphylla* (cidró-pessegueiro) são nativas do Brasil. Essas três têm características semelhantes química e quanto energeticamente, podendo ser usadas praticamente para as mesmas funções. Qualquer uma delas pode ser utilizada também para completar e aromatizar o fumo sagrado.

Ações farmacoterapêuticas na fitoterapia: calmante; relaxante; antiespasmódica; sudorífica; analgésica; antitérmica; digestiva; tônica do SNC; antiviral; carminativa; sedativa; antitireoidiana; antialérgica; anti-inflamatória.

Usos medicinais: para hipertireoidismo; ansiedade; síndrome do pânico; insônia; irritabilidade; arritmia cardíaca; palpitações nervosas; má digestão; azia; úlcera estomacal; cólicas abdominais; picadas de inseto; pequenas escoriações; febre; tensão nervosa; herpes labial; varicela; herpes-zóster; gripe; dor de dente; dor de cabeça; epilepsia; conjuntivite; excelente cicatrizante. Ajuda nos sintomas do Alzheimer.

Partes utilizadas: partes aéreas.

Contraindicações na fitoterapia: precaução ao utilizar o óleo essencial puro. Seu uso excessivo pode causar alucinações. Quem tem hipotireoidismo deve utilizá-la com muito cuidado.

ESPÍRITO VEGETAL: é uma planta que traz o amor-próprio, ajuda na autoaceitação. Traz a força feminina em seu interior, a docilidade, delicadeza, sensualidade, calma e carinho. Ajuda a termos mais compaixão. Auxilia no campo vibratório para trazer abundância e prosperidade. Favorece na superação dos traumas sofridos. Ajuda também no desenvolvimento mediúnico, trazendo calma e tranquilidade. Atua diretamente do 4º ao 7º chacras. Tradicionalmente, uma planta que ajuda a levantar o espírito e favorecer a longevidade.

Orixás: Oxum, Oxóssi, Nanã Buruquê.

Classificação na Alquimia Ancestral: EXPANSORA.

ERVA-DE-SÃO-CRISTÓVÃO

Nome científico: *Cimicifuga racemosa.*
Sinonímia: cimicifuga.

É uma planta nativa do Canadá e do leste dos Estados Unidos. É utilizada pelos nativos norte-americanos para tratar problemas femininos, como: dor excessiva no período menstrual e sintomas com relação à menopausa.

Ações farmacoterapêuticas na fitoterapia: anti-inflamatória; sedativa; estrogênica; expectorante; analgésica; emenagoga.

Usos medicinais: para menopausa; previne a osteoporose; para ovários policísticos; endometriose; leve ação preventiva contra câncer de mama; para cólicas menstruais; TPM; artrites; dores nevrálgicas nas articulações.

Partes utilizadas: raiz e rizoma.

Contraindicações na fitoterapia: não usar no primeiro trimestre de gravidez. Antigamente, acreditava-se que trazia problemas hepáticos e seria inapropriada para mulheres com câncer de mama, mas foram realizados testes clínicos e esses problemas não foram detectados.

ESPÍRITO VEGETAL: ela representa a mãe que abraça, que cria, que ampara no desenvolvimento. Traz consigo o amor fraternal e auxilia nas energias familiares. Ajuda na fertilidade feminina, no encontro maternal com seu(sua) filho(a). Ajuda na criatividade, trazendo ânimo para algo novo. Traz a sensualidade na medida, sem ser vulgar. Auxilia na compaixão, no entendimento entre filhos e genitores, trazendo a compreensão. Atua em todos os chacras.

Orixás: Oxalá, Iemanjá e Oxum.

Classificação na Alquimia Ancestral: EXPANSORA.

Erva-de são-joão

Nome científico: *Hypericum perforatum.*

Sinonímias: hipérico, hipericão.

Uma das ervas mais utilizadas no mundo, por ter características farmacológicas contra depressão e ansiedade. Na Idade Média acreditava-se que tinha o poder de afastar qualquer influência maléfica e curava todo o tipo de depressão. Cresce praticamente em todas as regiões temperadas do mundo todo.

Ações farmacoterapêuticas fitoterapia: antidepressiva; ansiolítica; antiviral; cicatrizante; anti-inflamatória.

Usos medicinais: para transtornos de ansiedade; insônia; depressão; hiperatividade; estresse; esgotamento nervoso; resfriados; gripes; herpes simples; menopausa (na melhora do humor). Óleo e unguento da planta são muito eficazes na cicatrização de feridas. Elimina a dificuldade de ereção e auxilia na arritmia cardíaca.

Partes utilizadas: toda a planta.

Contraindicações na fitoterapia: cuidado ao utilizar com antidepressivos, pode causar a síndrome serotoninérgica. Pode provocar sensibilidade à luz.

ESPÍRITO VEGETAL: é uma erva que organiza e que renova. Auxilia na transformação de nossos pensamentos, limpando formas

de pensamento que estão grudadas em nosso mental e se materializaram em nosso corpo sugando nossa energia. Acalma a mente, e ajuda na organização e disciplina. Equilibra nossa energia vital, nos dando mais vigor e vitalidade, mas com a calma necessária. Acalma os pensamentos e as emoções, retira o medo excessivo, elimina pensamentos suicidas e de depressão, porque fortalece nossa luz interior e nossa razão. Paralisa e cristaliza nossos pensamentos errados sobre religiosidade e fanatismo. Apesar de limpar formas de pensamento, sua limpeza é leve comparada com as ervas concentradoras.
Orixás: Oxumaré, Oxalá e Logunã.
Classificação Alquimia Ancestral: EXPANSORA.

ERVA-DOCE

Nome científico: *Pimpinella anisum.*
Sinonímia: chamada também de anis.
No Chipre, no Período Otomano (1571-1878 d.C.), era utilizado nos mosteiros para o tratamento da peste e da cólera. Nativa do Mediterrâneo, da Ásia e da África, hoje cresce no mundo todo. Muito usada para temperos e, também, na medicina. Confundida com o funcho e com o endro. Apesar de serem plantas diferentes, não há problema se tiver um ou outro, pois a ação é parecida, não alterando o tratamento.
Ações farmacoterapêuticas na fitoterapia: a galactagogo; carminativa; calmante; antiespasmódica; tem características estrogênicas; expectorante; antifúngica.
Usos medicinais: para conjuntivite; antiflatulenta; enjoos; náuseas; cólicas intestinais e estomacais e menstruais. Para má digestão; tosses produtivas; infecção por *Candida albicans;* combate piolho. Auxilia no tratamento da frigidez e impotência; estimula a produção de leite materno; para azia; diarreia infantil.
Partes utilizadas: frutos (que muitos chamam de sementes) e folhas.
Contraindicações na fitoterapia: não há contraindicações alarmantes. Apenas se utilizar o óleo puro, tenha cautela. E não utilizar em altas concentrações na gravidez, principalmente nos primeiros meses.

ESPÍRITO VEGETAL: podemos dizer que energeticamente é muito parecida com o endro e o funcho, porém vamos acrescentar algumas informações para complementar a atividade. Estimula a coragem, é uma erva organizadora, além de acalmar muito pessoas com ansiedade para o desenvolvimento mediúnico. Estimula e promove a vontade de viver, ter otimismo e pensamentos positivos com relação ao mundo e à sua própria vida.

Orixás: Oxalá, Obá, Ogum, Oxóssi, Obaluaiê.
Classificação na Alquimia Ancestral: EXPANSORA.

ERVA-MATE

Nomes científicos: *Ilex paraguariensis, I. curitibensis, I. domestica, I. mate, I. sorbilis, I. paraguensis.*

Sinonímias: mate, chimarrão, congonha, erveira, erva-verdadeira, erva, chá-dos-jesuítas, chá-das-missões, congonheira, mate-legítimo, mate-verdadeiro.

Erva-mate é uma planta consumida no chimarrão quente, ou no tererê gelado. Seus estímulos são muito parecidos com os do café. Planta nativa da América do Sul e dos países mais baixos.

Ações farmacoterapêuticas na filosofia: tônico; fortificante; inibidor de apetite; diurético; sudorífero; afrodisíaco; levemente analgésico; digestivo; cardiotônico; estimulante do SNC (Sistema Nervoso Central).

Usos medicinais: para memória; anúria; é revigorante mental; para má digestão; dores de cabeça; enxaqueca; dores articulares e reumáticas; diabetes; febres; é emagrecedor; para fadiga; hipertensão; malária; sífilis; é estimulante sexual.

Partes utilizadas: folhas e talos.

Contraindicações na fitoterapia: possui alta concentração de taninos. Não é recomendado tomar chimarrão com a comida, pois os taninos precipitam as proteínas, dificultando a digestão.

ESPÍRITO VEGETAL: é uma planta que traz a coragem, a firmeza para enfrentar as dificuldades da vida. Mostra para que veio, tira desânimo, falta de interesse, cansaço e traz o vigor, resistência e perseverança. Traz a certeza de como chegou até esse momento, mostrando o orgulho de suas origens. Traz aceitação dos problemas e o reconhecimento de que a vida não é fácil, mas oferece o entendimento de que se não fossem essas dificuldades da vida, não teríamos chegado até aqui. Traz o equilíbrio em todos os sentidos da vida, ponderando a razão e o pé no chão com todas as atitudes. Auxilia na materialização de pensamentos e de sonhos. Entende que espiritualidade e razão devem andar sempre juntas, bem como que a realidade do momento é a material. Foco e determinação são as palavras-chaves. Atua no 3º e 4º chacras.

Orixás: Oxóssi, Obá, Ogum, Iansã, Xangô.
Classificação na Alquimia Ancestral: EXPANSORA.

FRAMBOESA

Nome científico: *Rubus idaeus.*

Sinonímias: amora vermelha, amoreira-vermelha, framboesa-silvestre, amora-do-mato, moranguinho silvestre, framboesa-do--campo, rosa-canina, rosa-selvagem, amora-de-espinhos.

O herborista irlandês K'Eogh, em 1735, declarou: *"Uma aplicação de flores amassadas com mel é benéfica para inflamações nos olhos, febre escaldante e furúnculos. O fruto é bom para o coração e doenças de boca".* É um arbusto nativo da Europa e da Ásia, mas que também se adaptou muito bem a climas temperados, principalmente aqui no Brasil.

Ação farmacoterapêutica na fitoterapia: adstringente; anti-inflamatória; antirreumática; bactericida; antioxidante; cicatrizante; rica em vitamina C.

Usos medicinais: para conjuntivite; produtos cosméticos; artrite; dores articulares; fibromialgia; é facilitadora de parto; para inflamações cutâneas; dermatites; furúnculos; úlceras varicosas; feridas abertas; diarreia; tendinite; acne; previne câncer; escorbuto.

Partes utilizadas: folhas e fruto.

Contraindicações na fitoterapia: como é uma facilitadora de parto, não é indicada para os primeiros meses de gravidez.

ESPÍRITO VEGETAL: em algumas características, é muito parecida com a amora-preta, mas sua consciência não é concentradora, mas, sim, expansora. Tem a qualidade de transformar negativo em positivo, potencializando essas energias positivas com muito amor e desejo de ser feliz e de curar. Auxilia no despertar do curador de cada

ser, na criatividade, na aceitação da vida, trazendo a força da prosperidade, do amor e desejo. Traz a consciência familiar, e de que todos nós no planeta Terra somos uma família enorme.
Orixás: Obaluaiê, Oxum e Iemanjá.
Classificação na Alquimia Ancestral: EXPANSORA.

Funcho

Nome científico: *Foeniculum vulgare.*
Sinonímias: chamado também de erva-doce, é muito confundida com anis e endro.
"O suco, quando colocado no olho, ajuda a visão, e na orelha mata os vermes (bactérias) que ali se desenvolvem" – Dioscórides fez essa declaração no século I d.C. Nativo da região do Mediterrâneo, como já falei sobre o endro e a erva-doce, eles têm características muito parecidas, mesmo sendo plantas diferentes e com alguns apontamentos químicos e energéticos específicos.
Ações farmacoterapêuticas na fitoterapia: galactagogo; carminativo; calmante; antiespasmódico; características estrogênicas; expectorante; antifúngico; antisséptico; diurético; anti-inflamatório.
Usos medicinais: para cistites; enjoos; má digestão; flatulência; conjuntivite; diarreia infantil; cólicas intestinais e estomacais. Estimula a produção de leite materno; alivia tosse leve; auxilia no tratamento de cálculos renais; primeira dentição das crianças; estimulante de apetite. Têm uma excelente reputação no auxílio de perda de peso. Seu óleo essencial tem ação estrogênica, auxiliando na menopausa.
Partes utilizadas: frutos e folhas.
Contraindicações na fitoterapia: não há contraindicações relevantes. Utilizar o óleo puro com cautela. A utilização dos frutos em altas doses pode trazer intoxicação, vômitos e diarreias.
ESPÍRITO VEGETAL: estimula a criatividade, traz a vontade de crescimento pessoal e de expansão. Atrai a frequência de materialização dos sonhos, estimula a criação de novidades. Ajuda a digerir pensamentos guardados em nosso subconsciente há tanto tempo, que, às vezes, achamos que nem existem mais, mas estão lá, interferindo "indiretamente" em nossa vida.

Orixás: Iemanjá, Oxóssi, Oxum, Oxumaré, Obaluaiê, Nanã Buruquê, Logunã.
Classificação na Alquimia Ancestral: EXPANSORA.

Gengibre

Nome científico: *Zingiber officinale.*
Sinonímias: singabera, sheng jian.
É considerada uma planta remanescente do jardim do Éden. Gengibre é uma planta nativa da Ásia e cresce em todas as regiões dos trópicos. É utilizada desde a Antiguidade, sendo um dos melhores recursos terapêuticos do mundo. Tem propriedades aquecedoras e anti-inflamatórias, que trazem alívio para vários problemas.
Ações farmacoterapêuticas na fitoterapia: anti-inflamatória; aquecedor; estimulante de circulação; analgésico; antiemética; antiviral; estimulante digestivo; antibacteriano.
Usos medicinais: na culinária; para constipação; enjoo matinal; enjoo em viagens; cefaleias; enxaquecas; herpes simples; herpes-zoster; hipertensão e aterosclerose. Para má digestão; cólicas; resfriados; gripes; febres; amigdalites; sinusites; rinites; artrite; dores nas articulações; emagrecedor. Melhora a absorção de ferro; náuseas na gestação; gastroenterites; intoxicação alimentar; varizes; perniose em mãos e pés; afecções bucais e tosses.
Parte utilizada: rizoma.
Contraindicações na fitoterapia: quem tem úlcera péptica não deve utilizar.
ESPÍRITO VEGETAL: é uma planta que se utilizada nas poções mágicorreligiosas funciona como catalisadora, aguçando as percepções. Proporciona vitalidade e mais energia. Tem a capacidade energética de revestir feridas do espírito e curá-las. Forma um campo magnetizador, sustentador e vitalizador. Potencializa a ação das outras ervas no preparo. Espanta mau humor, cansaço. Fortalece a capacidade de liderança. Ajuda a acelerar processos que estão parados, trazendo movimento. Atua em todos os chacras.
Orixás: Xangô, Egunitá, Iansã, Ogum, Logunã. Muito bem manipulada pelas forças da esquerda.
Classificação na Alquimia Ancestral: EXPANSORA.

Ginseng e ginseng-brasileiro

Nomes scientíficos: *Panax ginseng, Pfaffia paniculata.*
Sinonímias: ginseng-coreano, ren shen.
É uma raiz conhecida há mais de 7 mil anos por seus efeitos benéficos. O *Panax ginseng (*ginseng oriental) tem as mesmas conotações energéticas e de uso fitoterápico do ginseng brasileiro, que é o *Pfaffia paniculata,* e ambos são muito parecidos em formato com a mandrágora. Os nativos da floresta amazônica utilizam-no como estimulante e cicatrizante. Difícil de ser encontrado hoje na natureza, pois a planta demora quatro anos para chegar à maturidade.
Ações farmacoterapêuticas na fitoterapia: a daptogênico; tônico; estimulante; circulatório; afrodisíaco.
Usos medicinais: para estresse diário; exaustão nervosa; tensão muscular; impotência; ejaculação precoce; memória; menopausa; falta de libido; fadiga muscular; fadiga nervosa; falta de concentração.
Partes utilizadas: raiz e folhas.
Contraindicações na fitoterapia: em doses excessivas, pode causar insônia e aumento da pressão arterial. Não administrar cafeína junto. Quem tem gastrite ou úlcera péptica deve usar com moderação ou associá-lo à alimentação.
ESPÍRITO VEGETAL: o ginseng tem uma característica muito parecida com a do gengibre. Auxilia na eliminação de ego exacerbado. Traz vitalidade e potência. Catalisa todas as outras plantas que estiverem junto no preparo alquimista. Ajuda na movimentação energética. Rompe as barreiras do tempo para buscar velhos traumas que estão machucando nosso espírito, fazendo com que o vento auxilie na cura. É um cicatrizante espiritual, faz um curativo na alma, auxiliando e cicatrizando mais rápido essa ferida emocional e espiritual, como se fosse uma cauterização. Traz velocidade e foco no pensamento. Organiza todo o nosso mental. Age em todos os chacras.
Orixás: Logunã, Ogum, Iansã, Xangô e Egunitá. Muito bem manipulado pelas forças da esquerda, principalmente Exu.
Classificação na Alquimia Ancestral: EXPANSORA.

Girassol

Nome científico: *Helianthus annuus.*
Sinonímias: mirassol, flor-do-sol, heliantus.

Planta nativa da América do Norte, muito cultivada pelos incas, era moldada com ouro, como a representação do Deus do Sol. Bastante cultivada por seu óleo e suas sementes, que servem de alimento.

Ações farmacoterapêuticas na fitoterapia: cicatrizante; calmante; antimicrobiano; bronzeador; hidratante; antioxidante.

Usos medicinais: para úlceras varicosas; hematomas; feridas; escaras. As sementes servem como alimento. O óleo poli-insaturado ajuda a combater aumentos do colesterol "ruim"; auxilia contra dores de cabeça; distúrbios nervosos. Serve também como cardioprotetor, prevenindo aterosclerose; melhora sintomas da menopausa.

Partes utilizadas: flores, sementes e folhas.

Contraindicações na fitoterapia: o uso exagerado pode causar diarreia, flatulência, vômitos e desconforto abdominal.

ESPÍRITO VEGETAL: Flor que representa o Sol, o aquecer de nossa pele e de nossa alma. Tem essa característica de acalentar nossos corações e iluminar nossos pensamentos, trazendo o calor do grande Sol. É símbolo do Ouro, da alegria e da paz. Traz o brilho do amor, da prosperidade, da abundância. Impulsiona e mantém a vibração do amor, da paz, da alegria, da fertilidade, da fecundidade. Auxilia para preservar a energia da fé, mantendo a ligação entre matéria e espírito, ajudando no desenvolvimento mediúnico. Produz um campo magnético em sua volta mantendo as energias positivas e sentimentos de harmonia. É a planta que também remete à sedução, à elegância e à sensualidade. Quando pensar em girassol, imagine e sinta que ele atrai o brilho do Ouro e aquece nossos sentimentos, trazendo sempre a Esperança, aquela Luz que ilumina nossas vidas. Aqui é o entrecruzamento visível entre o Amor e a Fé. Atua principalmente do 4º ao 7º chacras.

Orixás: Oxum, Egunitá, Xangô e Oxalá.

Classificação na Alquimia Ancestral: EXPANSORA.

Hibisco

Nome científico: *Hibiscus sabdariffa.*

Sinonímias: hibiscus, caruru-da-guiné, rosela, groselha, azedinha, quiabo-azedo, caruru-azedo, caruru-da-guiné, quiabo-de-angola.

Nativa do norte da África, é uma erva consagrada à Íbis, ave sagrada no Egito, que chega na cheia do Rio Nilo trazendo abundância, fartura e prosperidade.

Ações farmacoterapêuticas na fitoterapia: termogênico; sudorífero; estimulante; laxante suave; anti-inflamatório; lipolítico; expectorante; antitumoral; antioxidante; emenagogo; refrescante; sedativo; hipotensor.

Usos medicinais: para gripes; resfriados; tosses; pneumonia; estimulante sexual. Auxilia no metabolismo de lipídios e triglicerídeos; auxilia na queima de gordura no emagrecimento; cólicas menstruais; reduz a pressão arterial. Ajuda na prevenção e tratamento de varizes; com seu efeito antioxidante, pode combater diferentes cânceres; febre; malária; melhora de apetite; hipertensão arterial.

Partes utilizadas: cálice (base externa das flores), flores e folhas.

Contraindicações na fitoterapia: não indicado nos primeiros três meses de gravidez.

ESPÍRITO VEGETAL: é uma planta que atua no 2º chacra, estimula a cura e a recuperação da vitalidade. Seu poder mágico auxilia na melhora da relação afetiva de um casal. Equilibra, ajusta e sintoniza o amor entre duas pessoas que já se amam, e auxilia no encontro de seu amor-próprio e de sua confiança. Ajuda a combater as futilidades da vida, na manifestação do verdadeiro amor. Ajuda a sentir os prazeres da vida, desde a parte sexual até sentir prazer na vida como um todo.

Orixás: Oxum, Obá, Oxumaré, Nanã, Xangô e Iansã.

Classificação na Alquimia Ancestral: EXPANSORA.

Hortelãs ou Mentas

Nesta parte, vou falar das características de algumas hortelãs. Existem vários tipos de hortelãs, mais conhecidas como mentas. As *menthas* são um gênero muito grande, que engloba várias espécies, mas elas fitoterapicamente são bastante parecidas e posso dizer que seu *espírito vegetal* também é muito similar. Isso mostra que se não temos uma, com certeza, podemos utilizar a outra sem nenhum problema.

Elas são plantas muito antigas nativas da África, Ásia e Europa. Todas essas espécies diferentes são cruzamentos que aconteceram de maneira natural e existiram também cruzamentos realizados pelo homem, por isso há essa grande variedade.

As hortelãs têm por si a função de diminuir a frequência vibracional do campo áurico, deixando ele mais sutil e vitalizando o espírito, dando ânimo, força de vontade, coragem e disposição para realização de nossas atividades, melhorando o resultado final. São expansoras por natureza. Na parte fitoterápica, praticamente todas têm uma característica digestiva, antiflatulenta, combate cólicas, distensões abdominais, analgésicas e depressoras do Sistema Nervoso Central (SNC).

Então, vamos falar de algumas hortelãs mais populares.

HORTELÃ-PIMENTA

Nome científico: *Mentha piperita*.

Sinomínias: hortelãzinha, hortelã-de-panela, hortelã-de-cheiro, hortelã-de-folha-miúda, hortelã.

As folhas secas de hortelã foram encontradas nas pirâmides do Egito. Não se sabe ao certo sua origem, mas é uma planta que existe há muito tempo. É híbrida, do cruzamento entre *Mentha aquatica* com a *Mentha spicata*.

Ações farmacoterapêuticas na fitoterapia: antiespasmódica; sudorífica; antimicrobiana; analgésica; carminativa; antinevrálgica; antifúngica; digestiva; rica em vitamina C/cálcio/fósforo; vermífuga.

Usos medicinais: para flatulência; estufamento; enxaquecas associadas com má digestão; má digestão; estômago pesado; cólicas intestinais; náusea e vômito; diarreia; dores nevrálgicas; tensão nervosa; micoses; insônia; infecções respiratórias; escorbuto; infestação de lombrigas; falta de apetite; urticárias; eczemas.

Partes utilizadas: partes aéreas.

Contraindicações na fitoterapia: o óleo essencial não deve ser usado puro em crianças menores de 4 anos, pois pode ser irritativo, tanto para pele como para os intestinos. Pode causar broncoespasmos em crianças que têm bronquite ou asma. Pode afetar a capacidade de dirigir e de operar máquinas.

ESPÍRITO VEGETAL: ela auxilia na diminuição da nossa frequência vibracional, deixando nosso campo áurico mais sutil, pode dar uma sensação de sono nas primeiras horas, mas logo em seguida traz uma disposição enorme. Ajuda na renovação e ordenação dos pensamentos. Traz vontade e ânimo para questões da vida, com o entendimento de que tudo tem a sua hora. Traz alegria e felicidade. Ajuda a manter o pensamento sempre positivo, afastando o estresse diário. Atua no combate a traumas. Movimenta todos os chacras e contribui muito para o desenvolvimento espiritual de cada um. Traz o magnetismo do perdão, concentração e autoconhecimento. Auxilia na abertura de caminhos.

Orixás: todos.
Classificação na Alquimista Ancestral: EXPANSORA.

LEVANTE

Nomes científicos: *Mentha arvensis, Mentha viridis* e *Mentha silvestris*.

Sinonímias: alevante, hortelã-ardido, hortelã-doce, hortelã-comum, menta, trevo-cheiroso.

Levante ou alevante também é uma menta nativa da Europa e do Egito, e gosta de áreas bem secas. Todas as mentas têm a ação muito parecida, não interferindo muito a ação de uma ou outra. O interessante é que todas possuem alta concentração do óleo essencial mentol.

Ações farmacoterapêuticas na fitoterapia: antimicrobiana; anticoagulante (alta concentração de dicumarol); vermífugo; tônica digestiva; sudorífica; antiespasmódica; analgésica; antinevrálgica; calmante.

Usos medicinais: facilita a digestão; para circulação; varizes; hemorroidas; flebite; trombose; insônia; dores nevrálgicas; tensão nervosa; abridora de apetite; para quem tem deficiência de vitaminas A/C/D e ferro; lombrigas; eczemas.

Partes utilizadas: partes aéreas.

Contraindicações na fitoterapia: cuidado ao utilizar a planta com anticoagulantes. Crianças menores de 4 anos: cuidado com o uso, pois pode acarretar broncoespasmo nos pequenos com asma ou bronquite.

Espírito vegetal: é uma levantadora de moral, ajuda no aumento do ânimo e disposição. Equilibra nossos pensamentos, nossas emoções, alinhando e direcionando para nosso propósito de vida.

Fortalece a ligação com a ancestralidade. Tem efeito catalisador de outras ervas no preparo, isto é, potencializa o espírito vegetal de todas as plantas do preparo, inclusive o próprio. Traz o equilíbrio entre a razão e as emoções. Auxilia no poder de decisão. Muda a frequência do "rádio" para uma estação positiva. Diminui a confusão mental, clareando os pensamentos. Auxilia no desenvolvimento espiritual, expandindo as percepções. Atua em todos os chacras.
Orixás: todos.
Classificação na Alquimia Ancestral: EXPANSORA.

Poejo

Nome científico: *Mentha pulegium*.

Sinonímias: poejo, mentinha, hortelãzinha, erva-de-são-lourenço, poejo-real.

Plínio (23-79 d.c) dizia que o poejo purificava todo tipo de água de má qualidade. Dioscórides afirmou que a planta induzia a menstruação e o parto. John Gerard dizia que guirlandas na cabeça auxiliavam nas tonturas e vertigens. Essa menta pequenininha em folha, mas gigante em suas ações, tem sua origem na Ásia e na Europa, sendo usada desde muito tempo. Aqui, a particularidade é a concentração de pulegona e de taninos.

Ações farmacoterapêuticas na fitoterapia: emenagogo; carminativo; colerético e colagogo; antimicrobiano; antifúngico; repelente de insetos; vermífugo; analgésico; sedativo; calmante.

Usos medicinais: muito utilizado para expectoração; em xaropes para tosse produtiva; para estufamento; má digestão; falta de apetite. Auxilia na digestão de gordura; fortalece o fígado; para artrite; tensão muscular; dores de cabeça; náusea; vômito; menstruação atrasada; infecções respiratórias; amigdalite; faringite; contra lombrigas; combate infestação de pulgas; piolho; sarna; é repelente de inseto; para dor de dente; acne; furúnculos; ansiedade; estresse; cólicas menstruais.

Partes utilizadas: partes aéreas.

Contraindicações na fitoterapia: potente estimulador da contração uterina, podendo causar abortos. Contraindicado para mulheres grávidas.

ESPÍRITO VEGETAL: persistência e dedicação: é isso que o poejo nos mostra. Sua força em crescer até mesmo entre os vãos de calçada, com o equilíbrio de uma hortelã, instaura no ambiente uma força magnética de atração dos bons frutos, sejam financeiros, sejam emocionais, espirituais. Cristaliza pensamentos hipócritas e de preconceitos. Traz firmeza e clareamento de pensamentos. Diminui o ego, orgulho e a raiva. Auxilia na prática do perdão e do amor.
Orixás: todos
Classificação na Alquimia Ancestral: EXPANSORA.

Jabuticabeira

Nomes científicos: *Plinia cauliflora, Eugenia cauliflora, Eugenia jaboticaba, Myrcia jaboticaba.*
Sinonímias: jabuticaba, jabuticaba-açu paulista, jabuticaba-ponhema, jabuticaba-vermelha, jabuticaba branca.

Árvore nativa da Mata Atlântica do Brasil, está presente em outros países da América do Sul. Ela é marcante em praticamente todo o território brasileiro, desde o Rio Grande do Sul e segue deixando seus frutos até o Pará. Significa que é uma planta extremamente adaptável às variações de climas. Existem mais de 30 espécies espalhadas por toda a América do Sul.

Seu nome tem origem na língua tupi, que significa "alimento de jabuti", "gordura de jabuti". Isso porque os jabutis ficavam embaixo dessa árvore para comer seus frutos suculentos, logo, é uma árvore muito cultivada pelos seus frutos. Seu tronco é muito firme, mas sua madeira não foi tão explorada por causa de seu fruto.

Ações farmacoterapêuticas na fitoterapia: tem altas concentrações de ferro; rica em vitamina C; fósforo; é antioxidante; antiemética; demulcente; anti-inflamatória; antimicrobiana; expectorante e antiasmática. Antidiabética; cardiotônica; hipolipemiante; tem alta concentração de flavonoides, carotenoides e antocianinas.

Usos medicinais: para diarreia; disenterias; asma; bronquites; tuberculose; enfisema pulmonar; diabetes; problemas metabólicos (colesterol e triglicerídeos altos). Para doenças cardiovasculares; cólicas menstruais; hemorragia menstrual; câncer de próstata; resistência periférica à insulina. Muito utilizada também na dermocosmética em cremes, loções, perfumes, hidratantes.

Partes utilizadas: fruto, casca do fruto, folhas, flores, casca do tronco.

Contraindicações na fitoterapia: gestantes devem ter cuidado na administração da infusão ou tintura das folhas.

ESPÍRITO VEGETAL: árvore que representa a fartura.Traz a abundância e a prosperidade. Seu caule firme mostra a firmeza de pensamentos e as pegadas consistentes que deixamos nesta terra, ajudando a concretizar os sonhos. Ajuda a trazer o equilíbrio divino na materialidade, traz a coerência nas palavras, nos atos com as atitudes. Combate as mentiras e falsidades. Encerra relacionamentos tóxicos e abusivos. Encerra pensamentos obsessivos que nos prejudicam na nossa evolução. Traz a serenidade em resolver as coisas com paciência, mostrando que tudo tem seu tempo para se resolver. Cura feridas emocionais de muito tempo, que muitas vezes já foram apagadas da memória física, mas nunca do espírito e do coração. Atua do 1º ao 5º chacras. Apesar de ser uma planta expansora, faz uma limpeza geral.

Orixás: Oxalá, Logunã, Xangô, Oxóssi, OMULO e Obaluaiê.

Classificação na Alquimia Ancestral: EXPANSORA.

JASMIM

Nomes científicos: *jasminum officinale* e *Jasminum grandiflorum*.

Sinonímias: jasmin-espanhol, jasmin-verdadeiro, jasmin-branco, jasmine, jasmin-dos-poetas.

Jasmim é nativo do Sudeste da Ásia, utilizado na forma de chá em cerimônias budistas. Simboliza a paz de espírito, a tranquilidade do desabrochar de uma flor. Uma flor muito utilizada pelo seu perfume.

Ações farmacoterapêuticas na fitoterapia: calmante; sedativa; antidepressiva; afrodisíaca; emoliente.

Usos medicinais: estimulante sexual; para insônia; depressão; ansiedade; agitação nervosa. Externamente utilizado como emoliente.

Partes utilizadas: flores e folhas.

Contraindicações na fitoterapia: o óleo não pode ser usado internamente.

ESPÍRITO VEGETAL: traz paz e tranquilidade. Uma planta que ajuda na paciência e na resiliência. Traz iluminação e pureza de pensamentos. Coloca em evidência o amor fraternal. Estimula a criatividade e ajuda a manter os negócios, promovendo sustentação energética. Traz o divino para tudo, como os grandes xamãs, ensina que tudo neste mundo é Sagrado. Ajuda a purificar e desintoxicar nosso organismo de substâncias e pensamentos tóxicos. Traz a vitalidade, esperança e a robustez para a vida.

Orixás: Iemanjá e Oxalá.

Classificação na Alquimia Ancestral: EXPANSORA.

LÁGRIMA-DE-NOSSA-SENHORA

Nomes científicos: *Coix lacrima, Coix agrestis, Coix arundinacea.*

Sinonímias: capim-de-contas, capim-de-lágrimas, contas-de-rosário, capiá, lágrima-de-jó, capim-missanga, conta-de-lágrimas, capim-rosário, biurá, biuri.

Uma planta que possui um excelente valor nutritivo, rica em proteínas, gorduras e vitaminas. Pode ser utilizada como Panc. Antigamente, os povos andinos faziam farinha de suas sementes para a fabricação de pães, mingau, biscoitos, bolos e vários quitutes.

Erva muito utilizada na fabricação de rosários, fio de contas, as famosas guias para proteção, tanto para rituais religiosos como para proteção particular. Usada na confecção de pulseiras e colares também.

Suas sementes e folhas são usadas desde muito tempo. Uma planta que teve sua origem na Ásia tropical, mas hoje praticamente se naturalizou no Brasil. Podemos dizer com certeza que essa querida planta é da nossa terra brasileira.

Ações farmacoterapêuticas na fitoterapia: antitérmica; diurética; antibacteriana; antiparasitária; antirreumática; relaxante muscular; analgésica; antiespasmódica; antidiabética.

Usos medicinais: pedras nos rins; vaginoses; artrite; dores musculares; torções; luxações; vermes; hipertensão; diabetes; febre; rigidez muscular e nas articulações; diarreias; afecções vias respiratórias; apendicite; excitação nervosa; estresse; tensão nervosa.

Partes utilizadas: sementes, folhas e colmos.

Contraindicações na fitoterapia: não utilizar na gravidez nem quando estiver amamentando. Não fazer uso prolongado, pois não existem muitas pesquisas a respeito. O uso interno deve ser com cautela.

ESPÍRITO VEGETAL: é uma planta que traz a sabedoria ancestral do respeito, do amor e da benevolência. Ajuda a ter calma, paciência e resiliência. Traz a paz de espírito, auxilia a entender que ego, orgulho e materialismo em excesso e desequilibrado não levam a lugar algum. Uma erva convalescente, curadora por excelência. Ajuda no contato com o Sagrado, mantenedora da fé, da coragem, da esperança. Auxilia no equilíbrio de todos os chacras. Traz o abraço e amor da Mãe Natureza, o colo de vó. Ela ampara todas as nossas amarguras, auxiliando no encerramento desses sentimentos ruins, deprimentes, e transmuta em fontes de vida, amor, esperança e compaixão. Mostra que a humildade é o melhor caminho para crescer. Ensina que o respeito pela opinião dos outros é o respeito com você mesmo. Mostra que tudo tem seu tempo, momento e hora certa para acontecer. Ajuda na aceitação e na gratidão pela vida. Combate pensamentos depressivos e suicidas.

Orixás: Oxalá, Logunã, Oxum, Iemanjá, Nanã Buruquê, Obaluaiê, OMULO.

Classificação na Alquimia Ancestral: EXPANSORA.

LARANJA

Nome científico: *Citrus aurantim.*

Sinonímias: laranja-amarga, laranjeira.

Árvore frutífera nativa da Ásia, mas cresce muito bem em regiões tropicais. Consumida há milhares de anos por seu suco e como alimento.

Ações farmacoterapêuticas na fitoterapia: anti-inflamatório; tem alta concentração de vitamina C; digestiva; tônica cardíaca; expectorante; antioxidante; antisséptica.

Usos medicinais: utilizada para o tratamento de escorbuto; auxilia no aumento da imunidade; para tosse seca e carregada; febre; gripes; resfriados; estimula a digestão, auxilia na eliminação de gases, auxilia na constipação; reduz pressão arterial; diminui batimento cardíaco; induz o sono; melhora as palpitações.

Partes utilizadas: fruta, casca da fruta, folhas, flores.

Contraindicações na fitoterapia: nenhuma contraindicação, exceto no uso do óleo essencial, que deve ser usado sempre com cuidado.

ESPÍRITO VEGETAL: é uma planta energizante, que ilumina nossas intenções mais profundas. Ajuda a equilibrar os desejos com as intenções. Elimina a solidão, a angústia, a sensação de abandono, trazendo felicidade, amor e alegria. Uma planta que traz a sensação de preenchimento do vazio interior. Auxilia a limpar as memórias ruins do passado, trazendo conforto e aceitação. Imanta a energia da harmonia e da calma. Atua do 2º ao 4º chacras.

Orixás: Logunã, Egunitá, Oxum, Oxumaré, Nanã Buruquê. Manipulada com maestria pelas mãos das formosas Pombagiras e Exus-Mirins.

Classificação Alquimia Ancestral: EXPANSORA.

Limão

Nomes científicos: *Citrus limon, Citrus latifolia, Citrus aurantifolia, Citrus limonia.*

Sinonímias: limoeiro, limão-criolo, limão-caipira, limão-amarelo, limão-cravo.

Nativo da Índia, espalhou-se pelo mundo todo, pois cresce bem em climas subtropicais. Muito conhecido pela cultura popular para tratamento de gripes e resfriados. Algumas espécies de limões são nativas aqui do Brasil, como o limão-amarelo ou limão-cravo, como falamos no Sul. Quem nunca fez um gargarejo, com suco de limão e sal para amigdalites?!

Ações farmacoterapêuticas na fitoterapia: rico em vitaminas A/B1/C; antisséptico; expectorante; antirreumático; antibacteriano; antioxidante; digestivo; antiflatulento.

Usos medicinais: para tosses; furúnculos; calos; herpes simples. Auxilia na absorção de ferro; combate a anemia; resfriados; gripes; aterosclerose; atua no metabolismo de gorduras; melhora circulação; repelente de insetos; para amigdalites; faringites; escorbuto; má digestão; barriga dura.

Partes utilizadas: fruto, casa do fruto, folhas.

Contraindicações na fitoterapia: não há contraindicações, cuidado apenas com a utilização do óleo essencial puro.

ESPÍRITO VEGETAL: é uma planta que nos ajuda a preencher todo o vazio existencial, com muita alegria e felicidade. Acelera nossos resgates cármicos. Purifica nossas intenções e ilumina nossas negatividades. Auxilia em nossos desejos. Faz com que sejamos mais sinceros, afasta a mentira e amizades indesejadas. Atua do 2º ao 4º chacras. Fortalece a valorização de si e dos caminhos da vida. aceitação e amor-próprio recheado-os de amor, alegria, felicidade e intenções bem resolvidas.

Orixás: Logunã, Egunitá, Oxum, Oxumaré e Nanã Buruquê. Também muito bem manipulado pelos Mistérios da Esquerda.

Classificação na Alquimia Ancestral: EXPANSORA.

Losna

Nome científico: *Artemisia absinthium*

Sinonímias: erva-dos-vermes, absinto, sintro, absinto comum, absinto-grande, absinto-maior, alosna, erva-santa, artemísia-absinto.

Uma das plantas mais antigas utilizadas. É uma planta extremamente amarga, tem grande capacidade como tônica do sistema digestório. Antigamente, a losna era uma das principais ervas aromatizantes da bebida absinto e do vermute. Hoje, ela ainda faz parte de algumas bebidas que conhecemos como *bitters*. Nativa da Europa, cresce praticamente no mundo todo.

Ações farmacoterapêuticas na fitoterapia: amarga; hepatoprotetora; anti-inflamatória; alivia dor de estômago; antidepressiva leve; antimicrobiana; antiparasitária; tônica de apetite.

Usos medicinais: ressaca; má digestão; doença de Crohn; tensões nervosas; estresse; malária; cólicas estomacais e intestinais; vômitos; náusea; lombrigas e vermes intestinais; amebíase; salmonelose e shigelose. Repelente de insetos; piolho.

Partes utilizadas: partes aéreas.

Contraindicações na fitoterapia: em altas concentrações, pode trazer desorientações mentais. Não utilizar por mais de quatro a cinco semanas. Não administrar para crianças, nem durante a gravidez. Para pessoas com epilepsia, não é aconselhável seu uso.

ESPÍRITO VEGETAL: sua energia está firmada na força, coragem e destreza para tomar decisões. Auxilia na renovação de atitudes, porque digere e melhora nosso entendimento das coisas. Em seguida, nos dá coragem para seguir em frente e buscar nosso caminho, com alegria e felicidade. Ajuda na escolha do caminho, se estiver perdido. Traz consigo a determinação de chegar aos objetivos. Mostra o entendimento de que nem tudo tem conserto, mas que podemos seguir em frente e nos corrigir conforme o tempo nos ensina. Atua do 4º ao 7º chacras.

Orixás: Oxóssi, Obá, Logunã, Iansã e Oxumaré.
Classificação na Alquimia Ancestral: EXPANSORA.

Louro

Nome científico: *Laurus nobilis.*
Sinonímias: louro-comum, loureiro-de-presunto, loureiro-de-apolo, loureiro-dos-poetas.

Uma árvore nativa do mediterrâneo, o louro é muito utilizado como tempero nas cozinhas. Era usado na Grécia Antiga nas profecias do Oráculo de Delfos. Loureiro era consagrado ao Deus Apolo e Esculápio, que controlavam a cura e a medicina. Uma erva que desde os primórdios simbolizava prosperidade, fartura, abundância. Guirlandas com louros eram oferecidas como homenagens ou prêmios.

Ações farmacoterapêuticas na fitoterapia: adstringente; anti-inflamatório; estimulante de apetite; digestivo; antirreumático; colerético e colagogo; carminativo; emenagogo; diurético; cicatrizante.

Usos medicinais: muito usado na culinária como tempero; para anúria; amenorreia; nevralgias; reumatismo; ferimentos; picadas de insetos; falta de apetite. Auxilia na digestão de comidas mais pesadas; dores nas articulações; dores no ciático.

Partes utilizadas: folhas.

Contraindicações na fitoterapia: o óleo essencial não deve ser ingerido.

ESPÍRITO VEGETAL: é uma árvore que representa prosperidade, luxo, abundância, vitória. Uma erva magnetizadora em sua essência, auxiliando a transformar nosso campo vibracional em ímã de energias positivas. Auxilia na materialização e no começo de projetos. Traz pé no chão e firmeza de propósito, a inteligência e o equilíbrio de liderança. Traz a força do amor para o próximo, porque sem

amor nada se constrói. Faz o alinhamento entre material e espiritual, como uma flecha ligando o Aiyê e o Orun. Atua do 4º ao 7º chacras.
Orixás: Oxalá, Oxóssi, Xangô, Oxum e Obá.
Classificação na Alquimia Ancestral: EXPANSORA.

Lúpulo

Nome científico: *Humulus lupulus*.
Sinonímia: pé-de-galo.
É uma planta extremamente sedativa que cresce em cercas vivas. Um sachê de lúpulo colocado no travesseiro acalma e ajuda no sono. Seu sabor amargo já denota sua capacidade digestiva. Nativo da Europa e da Ásia, sempre foi muito bem consumido em toda a Europa, como alimento, junto à cerveja. A cerveja de antigamente não era tão aguada como a de hoje, parecia um mingau grosso, mais substancioso, realmente para trazer energia e matar a fome, e com uma grande quantidade de calorias.
Ações farmacoterapêuticas na fitoterapia: sedativo; estimula o sono; antiespasmódico; estimulante digestivo.
Usos medicinais: para má digestão; dificuldade de urinar; ansiedade; irritabilidade; insônia; dor de cabeça; tensão nervosa; cólicas abdominais. Em saquinhos dentro do travesseiro, o odor auxilia no sono.
Partes utilizadas: estróbilos.
Contraindicações na fitoterapia: cuidado na administração junto a antidepressivos.
ESPÍRITO VEGETAL: é uma planta que traz fartura e abundância. Ajuda no magnetismo da prosperidade, no encontro com seu Eu Superior. É ótima para expandir e abrir a consciência. Tem a capacidade de melhorar as percepções, tanto materiais como espirituais. Auxilia na abertura do terceiro olho, no combate à fadiga e fraqueza. Ajuda em curas de níveis materiais. Trabalha muito bem no 6º e 7º chacras. Traz firmeza na conexão com o Alto. É uma erva que ajuda na transformação do Ser para o próximo passo da elevação. Ajuda na aceitação e digestão de situações que não são compreendidas na vida. Atua na compreensão de que todos podem errar e têm a chance de sempre melhorar. Ensina que todos estão nos seus devidos lugares, mostrando que ninguém é melhor nem pior do que ninguém.
Orixás: Oxalá, Oxóssi, Oxum, Nanã e Obaluaiê.

Classificação na Alquimia Ancestral: EXPANSORA.

MACELA-DO-CAMPO

Nome científico: *Achyrocline satureoides.*
Sinonímias: marcela, macelinha, marcelinha, alecrim-de-parede, chá-de-lagoa, carrapichinho-de-agulha, camomila-nacional.

Planta que é considerada uma praga nas plantações e nos terrenos baldios, cresce muito bem no Sul do Brasil. Em minha região, é tradição algumas famílias fazerem a colheita da macelinha nas primeiras horas da manhã, na Sexta-feira Santa ou no primeiro dia do ano, para pegar ainda o orvalho da manhã em cima das flores, levando para casa e pendurando guirlandas na porta ou na cozinha, para trazer prosperidade, fartura e saúde para toda família durante o ano todo.

Ações farmacoterapêuticas na fitoterapia: calmante; cicatrizante; relaxante; antimicrobiana; anti-inflamatória; tônica digestiva.

Usos medicinais: ajuda na fertilidade feminina; na digestão; aumenta o apetite; para pequenos ferimentos; dores de cabeça; azia; cólicas intestinais; impotência sexual; icterícia; nefrites; cistites.

Partes utilizadas: toda a planta.

Contraindicações na fitoterapia: não há contraindicações relatadas.

ESPÍRITO VEGETAL: é uma erva que estimula a fertilidade, traz paz e esperança. Muda o campo áurico para magnetismo do ouro, da prosperidade, do amor e do carinho. Traz e ativa a coragem, auxilia no autoperdão e, também, a se desligar de medos e traumas passados. Ajuda a eliminar o rancor e sentimentos de apego que nos escravizam. Atua como calmante e seve como banho em crianças, para estimular a tranquilidade.

Orixás: Oxalá, Nanã Buruquê e Oxum.
Classificação na Alquimia Ancestral: EXPANSORA.

MALVA-BRANCA

Nomes científicos: *Althaea officinales e Sida cordifolia*
Sinonímias: malva, guaxima, guaximba, guanxuma-branca, malva-veludo, vassoura, vassourinha, vassourinha-alegre, alteia.

A *Althae sp* é nativa da Europa, enquanto a *Sida sp* é nativa da Índia. São plantas diferentes, mas carregam o mesmo nome e ambas são da família das *Malvaceae* (malvas). O filósofo Teofrasto (372-286 a.C.) declarou que a raiz de malva-branca era tomada com vinho, para tratar tosse. A malva por um bom tempo foi ingrediente do marshmallow.

Ações farmacoterapêuticas na fitoterapia: demulcente; combate acidez estomacal; cicatrizante; anti-inflamatória; antimicrobiana; analgésica.

Usos medicinais: para gastrite; diarreias; dor de dente; gengivites; afecções bucais; acne; furúnculos; pólipos intestinais; cistites; tosses secas; diverticulite; doença de Crohn; hidratante corporal; infecções renais; aumento da libido; redutora de pressão arterial e batimentos cardíacos.

Partes utilizadas: toda a planta.

Contraindicações na fitoterapia: o uso abusivo pode causar aumento da pressão arterial, trazendo irritabilidade, insônia, nervosismo, perda de memória.

MALVA-SILVESTRE

Nomes científicos: *Malva silvestris, Pelargonium sp.*
Sinonímias: malva-grande, malva-verde, malva-de-botica.

Malva foi uma das plantas mais utilizadas na fitoterapia e também como alimento. As folhas jovens e os brotos podem ser consumidos em saladas.

Ações farmacoterapêuticas na fitoterapia: emoliente; demulcente; calmante; antitussígena; expectorante; anti-inflamatória; antibacteriana; combate acidez estomacal.

Usos medicinais: para gengivite; afecções bucais; amigdalites; faringites; dores de ouvido; tosses; hidratante corporal (não tanto como a malva-branca); edemas (em cataplasmas para drenar infecções); cistites; vaginoses; dores de dente; reduz a irritação intestinal e tem efeito laxante. A raiz pode ser dada a crianças para aliviar os sintomas das primeiras dentições.

Partes utilizadas: toda a planta.

Contraindicações na fitoterapia: não ingerir o óleo puro, pois altas doses podem provocar diarreias. Não administrar principalmente em idosos ou crianças com diarreia crônica.

Existem, também, várias outras plantas da família das *malvas*. Separei algumas com seus nomes científicos, estão relacionadas nas sinonímias mostrando gênero e espécies diferentes. O uso do *espírito vegetal,* mesmo sendo plantas distintas, concentra a mesma essência, podendo mudar alguns apontamentos e entrecruzamentos energéticos. No preparo da *Alquimia Ancestral* ou no composto mágico não trará problemas, podendo sim ser substituída uma pela outra.

ESPÍRITO VEGETAL: auxilia muito na conexão com as energias espirituais mais elevadas. Facilita o desapego material para a conexão com o Sagrado. É a representação do feminino. Ajuda a quebrar medos e fobias. Traz ânimo e harmonia para toda a família. Auxilia no desejo e na sensualidade. Traz paz interior e tranquilidade. Ajuda no equilíbrio de todos os chacras, mas, principalmente, atua no coronário e frontal, desobstruindo e energizando. Auxilia a manter sentimentos positivos.

Orixás: Oxum, Oxumaré, Iansã e Iemanjá

Classificação na Alquimia Ancestral: EXPANSORA.

Manga

Nome científico: *Mangifera indica.*
Sinonímia: mangueira.

É uma árvore nativa da Índia, muito conhecida pelos seus frutos belos e substanciosos. Uma árvore que se adaptou muito bem ao Brasil, pois cresce em locais quentes. As mangueiras têm uma característica, que é ser a maior árvore frutífera do mundo, podendo chegar até cem metros de altura.

Ações farmacoterapêuticas na fitoterapia: seus frutos são ricos em minerais e vitaminas; expectorante; antidiarreica; sudorífera; anti-inflamatória; antimicrobiana; hipotensora; hipoglicemiante.

Usos medicinais: para leucorreia; corrimento vaginal; vaginoses; gonorreia; tosses produtivas; pneumonias; bronquites; asma; amigdalites; faringites; coqueluche; gripes; diarreia; anemias; fraqueza, por seu fruto ser muito nutritivo. Ajuda muito no controle de diabetes e na redução da pressão arterial.

Partes utilizadas: casca, folhas, frutos e seiva.
Contraindicações na fitoterapia: não encontrado nenhum relato.

ESPÍRITO VEGETAL: é uma árvore que traz expansão, abertura e iluminação dos caminhos. Traz a potência e vitalidade para o dia a dia. Auxilia na energização do composto mágico. Ajuda no encontro do caminho do seu verdadeiro Eu. Auxilia na abundância e prosperidade. Se você sabe o caminho, ela auxilia a chegar até seu objetivo, mas se não sabe, ela ajudará a encontrá-lo. Atua do 3º ao 5º chacras.

Orixás: Oxóssi, Xangô, Ogum, Oxum e Iansã. Muito utilizada também pelas forças da Esquerda, Exu e Pombagira.

Classificação na Alquimia Ancestral: EXPANSORA.

Manjericão

Nomes Científicos: *Ocimum tenuiflorum, Ocimum sanctum, Ocimum basilicum.*

Sinonímias: manjericão-santo, tulsi, manjericão-roxo, manjericão-folha-miúda, folha-graúda, alfavaca. Tem as folhas serrilhadas, um verde mais opaco, puxando para o roxo, flores pequenas vermelho-arroxeadas ou brancas.

O manjericão e a alfavaca podem ser considerados a mesma planta, isto é, são do mesmo gênero, mas de espécies diferentes. Em alguns lugares são chamados de manjericão e em outros de alfavaca, mas, tanto no uso ritualístico como medicinal, podem ser usadas da mesma forma. É uma erva originária da Índia, extremamente Sagrada, dedicada à deusa Lakshmi, esposa de Vishnu, o Deus que preserva a vida. É uma das plantas mais utilizadas na forma Ritual-Sagrada. Lembra-se de que falei que as plantas sabem o que fazem, pois são consciências, então, não importa se você chamar de manjericão ou alfavaca, seu efeito curador vai acontecer.

Ação farmacoterapêutica na fitoterapia: carminativo; tônico digestivo; antiemético; sudorífico; diurético; expectorante; cicatrizante; anti-helmíntico; galactagogo; auxilia na menstruação; anti-inflamatório; antisséptico das vias urinárias; antisséptico de feridas; sedativo; ansiolítico; antirreumático; antidiabético; adaptogênico; estimulante; anti-hipertensivo.

Usos medicinais: é muito cheiroso, por ter muita concentração de óleo essencial sendo utilizado como tempero em alimentos. Auxilia para má digestão; flatulência; enxaqueca; dores reumáticas e musculares;

picadas de inseto; é cicatrizante; para queimaduras; tosse produtiva; asma; bronquites. Contra parasitas intestinais; para afecções bucais; vômitos; para enjoo; amenorreia (ausência de menstruação); insônia leve. Auxilia no tratamento de irritabilidade nervosa; ansiedade; reduz os níveis de açúcar no sangue; acne; é antitérmico; reduz a pressão arterial; reduz níveis de colesterol e triglicérides.

Partes utilizadas: folhas, frutos, caule.

Contraindicações na fitoterapia: precaução apenas na ingestão do óleo essencial puro. Fora isso, não existe nenhuma contraindicação, tanto é que usamos como tempero em alimentos.

ESPÍRITO VEGETAL: é uma erva utilizada há milênios. Sua ancestralidade atua na tranquilidade, acalmando a mente; auxilia para trazer a verdade, ajuda na expansão da Luz em nossas vidas, acalmando nossa ansiedade. Traz a vibração do Amor Divino das Mães, equilibra nossa mente para que possamos ouvir nosso coração com serenidade, equilibra e atua em todos os chacras, auxilia na ligação com o Divino. Traz esperança e fé para dar coragem e alegria para percorrer as trilhas e encruzilhadas da vida. Ensina que a vida é como um rio, mesmo que haja curvas, quedas, as águas sempre chegam ao mar.

Orixás: todos.

Classificação na Alquimia Ancestral: EXPANSORA.

Manjerona

Nome científico: *Origanum majorana.*

Sinonímias: manjerona-inglesa, basílico, manjericão-folha-miúda. Planta de até 50 centímetros, apresenta folhas ovais aromáticas e flores brancas rosadas. Tem efeito terapêutico muito parecido com o orégano (*Origanum vulgare*), manjericão e alfavaca. Mas a manjerona não é manjericão, apesar de em alguns lugares compartilharem a mesma sinonímia.

Manjerona é um tipo de orégano originário do Mediterrâneo, muito cultivado pelo seu óleo essencial. A manjerona e o orégano eram considerados pelos gregos antigos uma espécie de "cura tudo", também na Idade Média. John Gerard, herborista, em 1597 disse: *"A manjerona é um remédio contra moléstias frias do cérebro e da cabeça, podendo ser tomada do modo que preferir, colocada dentro das narinas provoca espirros e drena muita secreção, mastigada melhora a dor de dente".* Uma planta usada muito como tempero e hoje cultivada no mundo todo.

Ações farmacoterapêuticas na fitoterapia: carminativa; tônica digestiva; antiemética; sudorífica; diurética; expectorante; cicatrizante; anti-helmíntica; estimula a secreção do leite materno; auxilia na menstruação; é anti-inflamatória; antisséptica das vias urinárias; antisséptica de feridas; sedativa; ansiolítica; antirreumática; antidiabética; analgésica; adaptogênica; anti-hipertensiva. Tem uma ação principalmente contra *E. coli* e com cepas de *Candida sp.*

Usos medicinais: É bastante cheirosa por ter muita concentração de óleo essencial. Utilizada como tempero em alimentos. Auxilia para má digestão; flatulência; enxaqueca; dores reumáticas e musculares; picadas de inseto; cicatrizante; queimaduras; tosse produtiva; asma; bronquites contra parasitas intestinais; infecções intestinais com *E. coli*; afecções bucais; vômitos; enjoo; amenorreia; insônia leve; reduz os níveis de açúcar no sangue; acne; é antitérmica; reduz a pressão arterial; reduz níveis de colesterol e triglicérides; diminui impulso sexual; utilizar na forma de rapé estimula a liberação de secreção do pulmão e das narinas; mastigando, auxilia na melhora de dor de dente.

Partes utilizadas: folhas, frutos, caule.

Contraindicações na fitoterapia: precaução apenas em ingerir o óleo essencial puro.

ESPÍRITO VEGETAL: é uma grande estabilizadora de energia, auxilia na correção de excessos sexuais e luxúrias. Ajuda na tranquilidade para expandir a consciência a fim de fazer viagens e projeções astrais. Apesar de alinhar todos os chacras, atua muito bem no 6º e 7º chacras, auxiliando no desenvolvimento mediúnico, facilitando a alteração de consciência. Auxilia no equilíbrio e no silêncio, para ouvir as mensagens divinas. Ajuda muito na compaixão e na percepção das coisas ao seu redor, auxiliando a ser um bom líder e respeitar a opinião dos outros.

Orixás: Nanã Buruquê, Oxalá, Oxumaré, Oxóssi e Xangô.

Classificação na Alquimia Ancestral: EXPANSORA.

Maracujá

Nomes científicos: *Passiflora sp, Passiflora incarnata, Passiflora quadrangularis.*

Sinonímias: flor-da-paixão, maracujá-açu, maracujá-silvestre, maracujá-guaçu, maracujá-suspiro, granadilha, maracujá-azedo.

O nome flor-da-paixão vem das belas flores que representam a crucificação de Cristo: cinco estames iguais aos cinco estigmas, três pistilos para os três pregos e as cores branca e azul-arroxeada, para a pureza, amor e renovação, mostrando a representação clara do Amor e da Fé de Jesus. Nativa do sul dos Estados Unidos, também das Américas Central e do Sul, cresce como cerca viva em todas as Américas.

Ações farmacoterapêuticas na fitoterapia: sedativa; antiespasmódica; tranquilizante.

Usos medicinais: para insônia; epilepsia; histeria; tensão nervosa; agitação; hiperatividade; tensão muscular; ansiedade; irritabilidade; anticonvulsivante; para dor de dente; cólica menstrual; dores de cabeça; palpitações; pressão alta.

Partes utilizadas: frutos, sementes, partes aéreas.

Contraindicações na fitoterapia: cuidado ao fazer atividades que exijam atenção.

ESPÍRITO VEGETAL: traz a tranquilidade, a paz, o amor e a sabedoria ancestral. Traz a paciência junto à resiliência. Estimula a criatividade, os sonhos, auxilia na abertura da percepção. Muito boa para desenvolvimento mediúnico, acalmando a mente acelerada e ansiosa. Auxilia na aceitação de que tudo tem o tempo e a hora certa para acontecer. Ilumina nossa mente com pensamentos altruístas e muito amor fraternal. Traz esperança de um futuro melhor sempre. Auxilia no tratamento de toda a família. Atua no perdão para consigo e para com as outras pessoas. Trabalha no 7º chacra. Ajuda na compreensão da morte e de que a vida é eterna, apenas passamos por diferentes passagens.

Orixás: Oxalá, Iemanjá, Oxum, Nanã Buruquê, Obaluaiê e OMULO.

Classificação na Alquimia Ancestral: EXPANSORA.

Milho

Nome científico: *Zea mays*.
Sinonímias: Yu mi shu, painço, milhete.
Os astecas usavam a decocção do milho para disenteria e calor no coração, e para aumentar a produção de leite materno. O cabelo do milho é muito importante para o combate de infecções e inflamações no trato urinário. Foi durante muito tempo o alimento mais consumido nas Américas.
Ações farmacoterapêuticas na fitoterapia: diurético; anti-inflamatório; colerético e colagogo; cicatrizante urinário; antioxidante; hipotensor de fraca ação; antimicrobiano.
Usos medicinais: melhora da acuidade visual; conjuntivite; infecções urinárias; degeneração da mácula ocular; contusões; inchações; feridas; furúnculos; cistites; uretrites; nefrites. Auxilia no tratamento de hiperplasias da próstata; auxilia na dissolução de cálculos renais; na retenção de líquido.
Partes utilizadas: cabelo do milho, o grão, palha.
Contraindicações na fitoterapia: não há.
ESPÍRITO VEGETAL: o milho significa abundância, prosperidade, pode ser considerado o Ouro vegetal. Ajuda a magnetizar e potencializar tudo que entra em contato. Atrai o amor. Auxilia na fecundidade e fertilidade. Atua principalmente no chacra cardíaco. Age na transformação de pensamentos miseráveis para pensamentos positivos e abundantes. Ajuda na transformação de círculos viciosos e negativos para uma vida plena. O autoconhecimento é o caminho da abundância para poder se encontrar com o Seu Ser real e verdadeiro.
Orixás: Oxóssi, Oxum, Oxumaré, Obaluaiê.
Classificação na Alquimia Ancestral: EXPANSORA.

Mil-folhas

Nome científico: *Achillea millefolium*.
Sinonímias: milefólio, mil-folhada, aquileia, erva-do-carpinteiro, mil-em-rama.
Planta nativa da Europa e da Ásia, muito conhecida por ser cicatrizante. Era conhecida por *herba militaris*, porque foi muito utilizada

em ferimentos de guerra. Bastante usada em *bitters*. Na Escócia, era feita uma tradicional pomada de milefólio.

Ações farmacoterapêuticas na fitoterapia: antiespasmódica (reduz motilidade intestinal); adstringente; tônica amarga; aumenta a transpiração; reduz a pressão arterial (dilatação dos vasos); reduz a febre; é diurética leve; antisséptica urinária; auxilia na menstruação; reduz processos hemorrágicos; anti-inflamatória.

Usos medicinais: anemia; cãibras; reguladora menstrual; digestão; azia; escarlatina; para vômitos; diarreia; gota; hemorroidas; mucosidade no intestino; cólicas intestinais, como tinturas e infusão. Como cataplasma ou emplastros, unguentos, óleos, serve para escaras abertas; úlceras varicosas; contusões; queimaduras; sarna; psoríase; eczemas; manchas.

Partes utilizadas: partes aéreas, folhas, flores e caules; as partes aéreas podem ser utilizadas como Panc.

Contraindicações na fitoterapia: não há contraindicações expressivas, mas em casos raros podem acontecer reações alérgicas e sensibilidade à luz. Não consumir durante a gravidez.

ESPÍRITO VEGETAL: mil-folhas trabalha com sua energia sutil, estimulando a fala e o empoderamento. Ideal para entrevistas de emprego, estimulando a coragem, a vontade de correr atrás dos seus sonhos. Ajuda nos desejos e na vontade de crescer em todos os aspectos da vida, nas relações sociais e na busca do amor, paixão e sedução. Auxilia muito na verbalização correta dos sentimentos e dos pensamentos. Traz a fé em si mesmo, sintonizando que podemos alcançar a felicidade espiritual, material, emocional e mental. Atua muito bem no 5º chacra. Traz também sua energia expansora, no 2º chacra.

Orixás: Oxalá, Ogum, Oxóssi, Oxum e Xangô. Muito bem manipulada pelos Mistérios da Esquerda, Exu e Pombagira.

Classificação na Alquimia Ancestral: EXPANSORA.

Mirtilo

Nome científico: *Vaccinium myrtillus.*
Sinonímia: blueberry.

Planta rasteira que cresce em solo bem úmido e brejos. Nativa do Hemisfério Norte (Ásia, Europa e América do Norte), seu uso medicinal começou durante a Segunda Guerra Mundial. Pilotos relatavam que, após o consumo de geleia da fruta, melhoravam a acuidade visual.

Ações farmacoterapêuticas na fitoterapia: tônico para circulação; antioxidante; anti-inflamatório; rico em vitaminas C e B2; adstringente; cicatrizante; antisséptico urinário; antidiabético.

Usos medicinais: para dormência; formigamento; cãimbras; inchaço nas mãos e nos pés; miopia; melhora da acuidade visual; recuperação de cirurgia de hemorroida; laxante leve; para alívio da diarreia; má digestão; cistites; uretrites; doença de Raynud; catarata; reumatismo; diabetes; auxilia na perda de peso.

Partes utilizadas: folhas, frutos.

Contraindicações na fitoterapia: pessoas que fazem uso de anticoagulantes devem usar com precaução.

ESPÍRITO VEGETAL: é uma erva que traz o foco e a concentração. Ajuda na determinação e finalização de projetos começados, porém nunca foram acabados. Traz a coragem e a força de vontade para seguir em frente sempre. Ao mesmo tempo que traz determinação, oferece a paciência para saber que mesmo com determinação as coisas na vida levam tempo. Atua em todos os chacras.

Orixás: Obá, Nanã Buruquê.

Classificação na Alquimia Ancestral: EXPANSORA.

Morango

Nomes científicos: *Fragaria ananassa* e *Fragaria vesca*.

Sinonímias: morangueiro-bravo, fragária, frutilha, morango-silvestre.

Nicholas Culpeper, em 1652, disse que os frutos são excelentes para esfriar o fígado, o sangue, o baço e estômago colérico aquecido, e que as folhas e raízes são boas para fixar dentes frouxos e curar gengivas esponjosas. Nativo da Europa, mas também das regiões temperadas da Ásia, crescendo muito bem em áreas temperadas e mais frias no mundo todo.

Ações farmacoterapêuticas na fitoterapia: antiescorbútico; adstringente; cicatrizante; diurético; para afecções bucais; é refrescante; anti-inflamatório.

Usos medicinais: rico em vitamina C (tanto o fruto quanto as folhas), combate o escorbuto; para a primeira dentição; gargarejo para afecções na gengiva, na boca, inflamação de garganta. Auxilia em problemas renais e cistites; no tratamento de diarreias e disenterias; queimaduras e escoriações leves.

Partes utilizadas: toda a planta.

Contraindicações na fitoterapia: pessoas que têm problemas renais graves devem utilizar com cautela, tanto o fruto como as suas folhas.

ESPÍRITO VEGETAL: é uma planta curadora por excelência. Auxilia a confortar espíritos debilitados, cansados, perdidos e sofredores. Atua como estimulante do amor-próprio. Seu fruto em forma de coração potencializa o amor de um casal, que já está se relacionando e se ama muito. Ajuda muito a eliminar dores de perdas, falecimentos e aceitação de coisas da vida que terminaram. Elimina sentimento de solidão, carência emocional e dependência afetiva. Faz acreditar no maior amor de que precisamos para viver em equilíbrio, o amor próprio, porque não conseguimos dar ao outro aquilo que não temos. Trabalho muito do 2º ao 4º chacras. Encerra qualquer tipo de dependência. Equilibra as emoções e a razão.

Orixás: Oxumaré, Oxum, Nanã Buruquê, Obaluaiê, OMULO, Xangô.

Classificação na Alquimia Ancestral: EXPANSORA.

PEREGUN-VERDE OU PEREGUN-VERDE-E-AMARELO

Nome científico: *Dracaena fragans.*

Sinonímias: coqueiro-de-vênus, dracena-verde, dracena-verde-e-amarela, dracena-listrada, pau d'água.

Uma planta nativa da nossa querida Mãe África, o berço do mundo, principalmente da África Ocidental, Tanzânia e Zâmbia.

Aqui no Brasil se desenvolveu muito bem. Foi trazida na época do tráfico escravagista e adaptou-se bem a toda a região brasileira. Erva sagrada para os feiticeiros africanos, bastante utilizada em vários cultos na África; aqui no Brasil está muito presente no Candomblé. Utilizada como ornamento, mas existem vários relatos populares que mostram ela sendo usada fitoterapicamente para tratamento de artrite, dores em geral e para facilitar o trabalho de parto em algumas regiões da África.

Contraindicações na fitoterapia: seu uso na fitoterapia necessita de mais estudos para maior aprofundamento. Não utilizamos qualquer tipo de peregum na fitoterapia, pois precisamos de mais relatos e estudos para saber usá-lo.

ESPÍRITO VEGETAL: é uma planta muito utilizada nos ritos de passagem e para auxiliar no contato com o mundo. Uma erva que nos ajuda a entender que estamos ligados uns aos outros, nos mostra que existem várias dimensões, que essas dimensões fazem parte do mundo onde vivemos e não existe nada de sobrenatural. Ajuda a trazer boas energias para o próximo. Promove a abertura dos caminhos, deixando-os mais luminosos e positivos. Auxilia no contato com o Sagrado, fortalecendo a mediunidade e atraindo bons espíritos. Abre nossos sentidos para uma vida plena e em contato com a vida. Expande nossa mente e nossa consciência, curando desequilíbrios gerados em nossa mente. Retira a ignorância, o preconceito e crenças limitantes. Peregum age no 7º e 6º chacras principalmente, auxiliando na expansão, mas tem a capacidade de atuar em todos, desobstruindo e melhorando a passagem da Kundalini.

Orixás: Oxóssi, Oxum, Ogum, Iansã, Oxumaré e Xangô.
Classificação na Alquimia Ancestral: EXPANSORA.

Pêssego

Nome científico: *Prunus persica.*
Sinonímias: Pessegueiro.
Árvore frutífera originária da China que veio parar no Brasil em 1532. Cresce muito bem nas partes mais temperadas do país, em um solo extremamente rico em matéria orgânica e bem drenado. O pessegueiro é uma árvore da prosperidade com suas flores rosa-arroxeadas.

Ações farmacoterapêuticas: na fitoterapia: emenagogo; laxativa; o fruto muito rico em sais minerais, principalmente o potássio; fósforo e magnésio; rico em vitaminas A, B e C; calmante; diurético; laxativo; depurativo leve e expectorante.

Usos medicinais: para constipação leve; hipertensão; artrites; estresse; tensão nervosa diária; dores reumáticas e nevrálgicas; anemia; gota; tosses produtivas.

Partes utilizadas: folhas, flores e frutos.

Contraindicações na fitoterapia: cuidado com as sementes, elas promovem contrações uterinas, podendo ser abortivas. As sementes, por terem glicosídeos cianogênicos, devem ser deixadas longe de crianças.

ESPÍRITO VEGETAL: sua energia traz a renovação dos pensamentos e a luz do amor. Auxilia na prosperidade e no encontro de seu Amor. Traz aceitação, companheirismo e amor a todos que estão à sua volta. Mostra que a vida sem amor é sem graça. Fortalece e ajuda na expansão da visão astral. Traz a alegria e o colorido do arco-íris para nossa vida. Ajuda na fertilidade, fecundidade e melhora da libido, trazendo esclarecimento sobre que não há nada de errado na vida sexual. Atua no 6º chacra.

Orixás: Oxum e Oxumaré.

Classificação na Alquimia Ancestral: EXPANSORA.

PITANGUEIRA

Nome científico: *Eugenia uniflora.*

Sinonímias: pitanga, cerejeira-brasileira, ginja.

A pitangueira é uma árvore nativa do Brasil que cresce muito bem em todo o país, apesar de ser nativa da Mata Atlântica. Ela cresce em regiões mais secas, áridas, mas se tiver uma irrigação constante, cresce frondosa. Não é cultivada comercialmente, pois seus frutos são muito sensíveis, porém não é difícil de encontrar uma pitangueira na sua cidade.

Ações farmacoterapêuticas na fitoterapia: rica em minerais e vitaminas; tem alta concentração de vitamina C; adstringente; analgésica; sudorífera; depurativa; digestiva; refrescante; antioxidante; anti-inflamatória; diurética; analgésica; hipoglicemiante; anti-hipertensiva.

Usos medicinais: muito usada em cremes para rugas e produtos de cosméticos em geral, por sua alta capacidade antioxidante. Para escorbuto; afecções bucais; gengivites; gota; reumatismo; diabetes; hipertensão; problemas cardíacos; amigdalites; faringites; bronquites; asma.

Partes utilizadas: folhas, flores e frutos.

Contraindicações na fitoterapia: não há relatos.

ESPÍRITO VEGETAL: ela nos sopra clareza em nossas mentes e emoções. Abre nossos caminhos. Desobstrui todos os chacras. Direciona e organiza nossos pensamentos, colocando tudo no seu devido lugar. Quando não sabemos para onde ir e que caminho escolher, a pitanga nos ajuda a escolher e tomar a decisão correta. Ela vai nos mostrar os prós e contras, ajudando nosso espírito a tomar o melhor caminho. Traz entendimento da vida e coragem para enfrentar as dificuldades. Gera vitalidade e disposição para praticamente correr uma maratona.

Orixás: Iansã e Ogum.
Classificação na Alquimia Ancestral: EXPANSORA.

QUEBRA-PEDRA

Nomes científicos: *Phyllanthus amarus, Phillanthus niruri.*
Sinonímias: arrebenta-pedra, erva-pombinha, saxífraga.

Nativa do Centro-Sul da Europa e da China, hoje cresce com facilidade na América do Norte e do Sul e na África do Sul. Erva muito utilizada desde o século I d.C. para tratamentos de problemas do trato urinário.

Ações farmacoterapêuticas na fitoterapia: diurética; antimicrobiana; hepatoprotetora; tônica vascular; antiviral; antidiabética.

Usos medicinais: para cálculos renais (pedras nos rins); cistites; uretrites; nefrites; diabetes; insuficiência cardíaca; hepatite B; distúrbios hepáticos; hipertensão arterial.

Partes utilizadas: partes aéreas.
Contraindicações na fitoterapia: dosagens exageradas causam intoxicação, podendo ocasionar diarreias, vômitos e náuseas.

ESPÍRITO VEGETAL: é uma erva que traz foco e compreensão. Auxilia no perdão e no encontro do seu Eu Superior, compreendendo seu Eu inferior. Ensina que a vida tem desafios, mas não é por causa disso que temos de desistir. Traz persistência e perseverança e, acima de tudo, autoconfiança. Aproxima os amigos leais e ensina a ser verdadeiro com todos. Atua do 2º ao 4º chacras. Uma erva que traz o equilíbrio e mostra que a dedicação concretiza sonhos. Revela que errar é normal, que é uma fase de aprendizado, mas traz lucidez para os mesmos erros não serem cometidos.

Orixás: Obá, Xangô.
Classificação na Alquimia Ancestral: EXPANSORA.

Romã

Nome científico: *Punica granatum*.
Sinonímia: romanzeira.
Nativa do Sudoeste da Ásia, adaptou-se pelo mundo todo. O faraó Tutemés levou a romãzeira da Ásia para o Egito, que foi muito utilizada para expelir parasitas intestinais. É famosa por suas características místicas magnetizadoras de prosperidade. Muito ligada à magia cigana de prosperidade e vitalidade.
Ações farmacoterapêuticas na fitoterapia: antibacteriana; antifúngica; antiviral; estimulante imunológica; anti-hipertensiva; antitumoral; antiparasitária; estimula a circulação; cardioprotetora; anti-inflamatória; sedativa.
Usos medicinais: para pressão arterial alta; elimina infestação por tênia; protege a circulação e o coração; para angina; aterosclerose; tumores; câncer; infecções em geral. Auxilia na recomposição hormonal; TPM; menopausa; é estimulante sexual; para câncer de próstata; insuficiência cardíaca.
Partes utilizadas: folhas, fruto, casca do fruto, casca da árvore.
Contraindicações na fitoterapia: as cascas do fruto e da árvore possuem alta concentração dos princípios ativos, logo, é preciso utilizar com cuidado.
ESPÍRITO VEGETAL: é uma planta que traz a força do ar e do fogo vivo, para movimentar e aquecer nossa vida. É uma planta que traz a prosperidade para si. Ensina o entendimento de que o que cai da carroça é para ficar para trás. Foca o momento presente e ajuda no preparo de um futuro promissor. Traz o equilíbrio da liderança e de um rei justo. Auxilia na materialização dos sonhos. Traz o amor e o carinho para a vida. Ajuda no sorriso e na gratidão para com a vida. Ajuda a iluminar o caminho, que às vezes parece estar escuro. Movimenta todos os chacras. Mostra que prosperidade é manter e carregar aquilo de que realmente precisamos.
Orixás: Xangô, Egunitá, Oxum, Iansã e Ogum.
Classificação na Alquimia Ancestral: EXPANSORA.

Rosa

Nomes científicos: *Rosa canina, Rosa gallica, Rosa centifolia, Rosa alba.*

Sinonímias: rosa-canina, roseira, rosa-rubra.

Uns dizem que é oriunda do Oriente Médio, outros afirmam ser da Europa, o fato é que essa flor se disseminou pelo mundo inteiro. Tanto os frutos como suas pétalas eram utilizados como guloseimas para fazer geleias e consumir *in natura* em festividades, principalmente em Roma. Suas propriedades medicinais hoje não são tão exploradas, sendo utilizada muito mais para o uso ritualístico.

Em algumas festividades, é muito comum encontrar doces, geleias, sobremesas e pratos principais à base de rosas.

Como Pai Antônio de Aruanda me disse, no dia 29 de maio de 2020, *"A flor sempre floresce".*

Ações farmacoterapêuticas na fitoterapia: antimicrobiana, principalmente contra *Staphylococcus aureus* e *Escherichia coli;* antifúngica; antitussígena e expectorante; imunomoduladora; cicatrizante; frutos ricos em vitamina C, A, B1, B2 e B3, potássio; é antioxidante; sedativa; antidepressiva.

Usos medicinais: infusão gelada para conjuntivites; para feridas; cortes; acne; furúnculo; candidíase; vaginoses; corrimentos vaginais; cistites; xarope com mel para tosses; infusão para controlar brotoejas em bebês; diarreia; artrites; utilizada para combater tensões nervosas; estresse; e auxilia, também, no controle do colesterol.

Partes utilizadas: frutos e flores.

Contraindicações na fitoterapia: utilização extremamente segura. Mas não utilize o óleo essencial internamente sem supervisão de um profissional.

ESPÍRITO VEGETAL: as flores em si são mandalas naturais. Elas também são o aparelho sexual das plantas, isso mostra que têm uma capacidade energética muito grande, de potência, vitalidade, fertilidade e fecundidade. As rosas têm uma característica, como todas as flores, que nos permite utilizar o conhecimento das vibrações das cores para nos conectarmos e nos curarmos. De uma forma geral, todas as rosas estão ligadas ao amor, à fecundidade, à fertilidade. Trazem consigo a vibração do desejo, da paixão, do carinho, da piedade e da tranquilidade. Elas iluminam e magnetizam nossas positividades, alinhando nosso propósito de vida verdadeiro, para que nossa vida floresça e cresça. A rosa branca nos traz a paz, a tranquilidade e a iluminação. Elas trabalham em todos os nossos chacras, fazendo o alinhamento e deixando nosso campo áurico como um ímã para energias positivas, iluminando tudo a nossa volta. Fortalece nossa espiritualidade e traz alegria para nossas vidas. Auxilia na abertura dos olhos para enxergar o que não entendemos e acordar para o mundo de verdade.

Orixás: todos. As rosas têm um magnetismo de Oxum muito evidente.

Classificação na Alquimia Ancestral: EXPANSORA.

SÁLVIA

Nome científico: *Salvia officinales*.

Sinonímias: salva, sálvia-dos-jardins, sálvia-dos-boticas, sálvia-ordinária.

Sálvia vem do latim *salvare*, que significa salvar. É uma planta originária do Mediterrâneo, mas hoje cresce e prospera em todo o mundo. Existem vários ditados, como *"Quem tem sálvia se salva" ou "Porque um homem há de morrer se a sálvia cresce em seu quintal,"* mostrando seu alto potencial de cura. Alguns tipos de sálvia são alucinógenas, as quais não as utilizamos. A sálvia também pode ser muito usada em defumações e nos fumos sagrados. É bastante utilizada na culinária para tempero de carnes.

Ações farmacoterapêuticas: na fitoterapia: antisséptica; adstringente; expectorante; tônica do SNC; estimulante leve; estrogênica; antitérmica; digestiva.

Usos medicinais: para inflamação de garganta; má digestão; esgotamento nervoso; estresse; depressão; ansiedade; mal de Alzheimer e Parkinson; falta de memória; falta de atenção; tosses; pneumonias; vômitos; diarreia; falta de apetite; afecções bucais; branqueamento dos dentes; gengivites; picadas de insetos; feridas; ferroadas; úlceras varicosas; antitérmica; tuberculose; problemas de menopausa; calorão; aterosclerose; problemas metabólicos com colesterol e triglicerídeos; regulação hormonal; falta de apetite.

Partes utilizadas: folhas.
Contraindicações na fitoterapia: reduz a produção de leite materno. Em altas doses, pode trazer alta sedação e confusão mental; não é recomendada para quem possui epilepsia.
ESPÍRITO VEGETAL: traz a calma e sabedoria, representando nossa ancestralidade da forma mais concreta possível. Ajuda na iluminação dos pensamentos, trazendo serenidade e leveza no comportamento e na fala. Organiza nossos pensamentos para melhorar nossa autoconfiança. Traz firmeza no caminhar. Purifica nossos pensamentos, elevando-os ao alto. Quando se queima sálvia, automaticamente se instalam uma imensa calma e tranquilidade no local, envolvendo tudo e ao todos. Atua do 3º ao 7º chacras. Traz a calma, ensinando que não há a necessidade de correr, mas, sim, ter paciência e dedicação.
Orixás: Oxalá, Obaluaiê, OMULO, Nanã Buruquê.
Classificação na Alquimia Ancestral: EXPANSORA.

SAMAMBAIA

Nomes científicos: *Polypodium vulgare, Dryopteris filix-mas, Nephrolepis sp.*
Sinonímias: samambaia-americana, rabo-de-gato, samambaia-paulista, lâmina-de-espada, escadinha-do-céu.
É uma planta não tão utilizada na fitoterapia, pois tem efeitos tóxicos, pode trazer problemas renais, vômitos e diarreias. Algumas pessoas escaldam os brotos de samambaia e os utilizam como Panc. A temperatura elimina as substâncias tóxicas, como na mandioca. Eu não faço o uso dessa forma, nem recomendo, apenas cito, porque existem relatos e o objetivo aqui é expandir os conhecimentos, algo que a samambaia faz muito bem. Uma planta que tem várias espécies e gêneros no mundo todo, principalmente aqui no Brasil. É uma das plantas mais antigas do mundo.
Ações farmacoterapêuticas na fitoterapia: antibacteriana; antiviral; vermífuga.
Usos medicinais: seus brotos e rizomas são excelentes para uso interno, para combater a tênia e vermes intestinais. Auxilia também na liberação de bile no fígado e para tosse; para furúnculo; carbúnculos

e abscessos cutâneos. Mas, cuidado, é uma planta tóxica e depende de conhecimento, pois pode provocar vômito, diarreia e problemas renais. Apenas indico o uso externo para a cura da alma e seu cataplasma para tratamento de furúnculos.

Partes utilizadas: brotos, rizomas.

Contraindicações na fitoterapia: planta tóxica, não é indicada para uso interno.

ESPÍRITO VEGETAL: samambaia ajuda a expandir o conhecimento sobre a realidade. Ela é a representante das ervas expansoras, na essência da palavra. É uma planta que auxilia no contato com o Sagrado e na descoberta do verdadeiro sentido da vida de cada um. Atua muito bem no 6º e 7º chacras, para melhorar a capacidade de percepção ao seu redor. Aguça todos os sentidos, sendo muito utilizada para melhorar o desenvolvimento mediúnico. É como se ela melhorasse nosso idioma para falar melhor com Deus, sintonizando as vibrações para chegar até os céus. Auxilia na abertura do terceiro olho. Ajuda na abertura de caminhos e traz abundância. Sabe exatamente como direcionar e organizar as energias.

Orixás: Oxalá, Oxum, Oxóssi, Ogum e Iansã.

Classificação na Alquimia Ancestral: EXPANSORA.

Sete-sangrias

Nomes científicos: *Cuphea carthagenensis, Cuphea balsamona, Lythrun carthagenense, Balsamona pinto.*

Sinonímias: guanxuma-vermelha, erva-de-sangue, pé-de-pinto.

É uma planta muito utilizada na cultura popular, mas pouco estudada em seu âmbito fitoterápico. Uma excelente vasodilatadora.

Na Idade Média, o homem não possuía medicamentos alopáticos para pessoas com problemas de pressão arterial alta, que eram diagnosticados por meio de tonturas, visão embaçada e dores na nuca. Portanto, a única forma de fazer com que a pressão arterial baixasse ao nível normal era com a realização de sangrias, em que o barbeiro fazia uma incisão na região do antebraço, colocando o paciente em uma banheira de água quente até a pressão cair. O problema é que se o paciente perdesse muito sangue ele morria. Por isso, o barbeiro, médico daquela época, deveria arrumar um jeito de estancar o ferimento.

Com tudo isso naquele período, descobriu-se a utilização do chá de sete-sangrias, e essas sangrias foram cada vez menos realizadas.

Algumas pesquisas mostram que ela inibe 50% da ação da enzima conversora de angiotensina. Também tem capacidade de agir como antídoto contra os organofosforados e carbamatos, inseticidas que se ligam na enzima que degrada a acetilcolina, que trazem convulsões, tremores e colapso no sistema nervoso central.

Ações farmacoterapêuticas na fitoterapia: inibidora da enzima conversora de angiotensina; antibacteriana; depurativa; diaforética; laxativa; hipocolesterolêmica; laxativa; possui efeito anticolinesterásico.

Usos medicinais: para tosses por causa de problemas cardíacos; arritmia cardíaca; hipertensão; sífilis; gonorreia; DSTs; aterosclerose; reduz níveis de colesterol; para ácido úrico; artrites; psoríases; eczemas de pele; prisão de ventre.

Partes utilizadas: toda a planta.

Contraindicações na fitoterapia: não indicada para crianças e gestantes.

ESPÍRITO VEGETAL: é uma planta que assopra os problemas da mente para longe, limpando preocupações, inseguranças e ansiedades. Ajuda na fala em público, tirando a aflição e o nervosismo. Auxilia na espera e no saber do momento certo para agir. Traz paciência, tranquilidade e, principalmente, esperança. Ajuda a não se preocupar com eventos futuros antes da hora. Atua do 5º ao 6º chacras. Faz uma limpeza geral de forma mais branda que as concentradoras.

Orixás: Oxalá, Iansã, Logunã e Nanã.

Classificação na Alquimia Ancestral: EXPANSORA.

Tanchagem

Nomes científicos: *Plantago major, Plantago lanceolata, Plantago asiatica.*

Sinonímias: tansagem, tanchagem-maior.

É uma planta curadora. Na Irlanda, utilizavam-na para tratar ferimentos e hematomas. Quando veio para as Américas, os nativos a chamavam de "pé de inglês", porque parecia brotar nas pegadas dos colonos brancos. Nativa da Europa, mas também existem algumas espécies que são nativas da Ásia e da África.

Ações farmacoterapêuticas na fitoterapia: diurética; anti-inflamatória; auxilia na excreção de ácido úrico pelos rins; cicatrizante; adstringente; expectorante; antimicrobiana.

Usos medicinais: para tosses produtivas; pneumonias; sinusites; rinites; eczemas; fístulas; hematomas; ossos quebrados; hemorroidas; gastrites; úlceras pépticas; disenteria; diarreia; intestino irritável; cistites; uretrites; pielonefrites; feridas abertas; aftas; úlceras bucais.

Partes utilizadas: folhas.

Contraindicações na fitoterapia: não há.

ESPÍRITO VEGETAL: é uma planta curadora por excelência, trazendo em seu espírito a vontade de ver a humanidade melhor. Ajuda na cura da alma, fecha as feridas do espírito. Fortalece a firmeza do corpo material, os ossos. Ajuda a curar as sombras interiores, transmutando essas negatividades em positividade. Atua em todos os chacras.

Orixás: Obaluaiê, OMULO, Nanã.

Classificação na Alquimia Ancestral: EXPANSORA.

Valeriana

Nomes científicos: *Valeriana officinales, Valeriana hardwickli, V. ulginosa, V. wallich.*

Sinonímias: erva-dos-gatos; Dióscorides dava o nome de phu, pelo seu cheiro desagradável.

Planta nativa da Europa e do Norte da Ásia. Uma ansiolítica e hipnótica extremamente segura que não causa dependência, reduz a tensão nervosa e ansiedade. Utilizada desde os tempos da Roma Antiga.

Ações farmacoterapêuticas na fitoterapia: hipnótica; relaxante; calmante; ansiolítica; antiespasmódica; hipotensora; sedativa.

Usos medicinais: para insônia; estresse; depressão; agitação nervosa; tensão nervosa; cãimbras; menopausa; hipertensão arterial; epilepsia; tremores; pânico; palpitações; sudorese intensa; cólicas; musculatura tensa; TPM.

Partes utilizadas: raiz e rizoma.

Contraindicações na fitoterapia: precaução no uso com benzodiazepínicos e indutores do sono, antidepressivos. Não utilizar quando realizar alguma tarefa que exija atenção.

ESPÍRITO VEGETAL: é uma erva que traz a tranquilidade no meio do desespero. Ajuda muito a ter fé em si mesmo, eliminando a dependência de outras pessoas. Traz a compreensão de que somos um Templo Divino e de que se precisarmos de algo é só entrar em contato conosco. Traz à tona nossos sentimentos positivos. Mostra quanto somos importantes e temos qualidades. Traz aceitação e amor-próprio. Atua no 4º chacra.
Orixás: Oxalá, Oxóssi, Oxumaré, Nanã e Oxum.
Classificação na Alquimia Ancestral: EXPANSORA.

Violeta

Nomes científicos: *Viola tricolor, Viola odorata, Viola alba.*
Sinonímia: amor-perfeito.

Nativa da Europa, adaptou-se com maestria em toda região das Américas e do mundo. Muito cultivada como ornamental, mas tem características medicinais. K'Eogh, escreveu no *Irish Herbal*, em 1735, que *"violetas curam convulsões em crianças, limpa pulmões e o peito e são muito boas para febres, inflamações internas e feridas"*. Com isso vemos que ainda temos de estudar muito sobre esse amor- perfeito.

Hoje, é uma das plantas que funcionam como Panc, servindo muitos chefes de cozinha para requintar e deixar seus pratos mais aprimorados.

Ações farmacoterapêuticas na fitoterapia: anti-inflamatória; anticonvulsivante; expectorante; cicatrizante; depurativa; diurética; antisséptica; antirreumática.

Usos medicinais: para coqueluche; pneumonias; tosses produtivas; epilepsia, convulsões; feridas na pele; eczemas cutâneos; dermatites; aftas; cáries; mau hálito; dores articulares; chiado no peito. Muito usada como planta ornamental, na culinária, na preparação de doces e geleias, também muito utilizada na cosmetologia em talcos, perfumes, cremes, hidratantes. Algumas pesquisas estão mostrando que ela estimula a apoptose celular e impede a angiogênese.

Partes utilizadas: partes aéreas.
Contraindicações na fitoterapia: nenhuma relatada.
ESPÍRITO VEGETAL: suas flores têm a concentração energética da planta. Suas variações de cores podem ser utilizadas com

bom senso e conhecimento. Elas ajudam a trazer paz e tranquilidade, iluminando e perfumando nossa vida. Ajudam a trazer mais alegria e cor para uma vida acinzentada. Trazem disposição e compaixão. Seu cheiro perfuma o caminho da vida. Atua em todos os chacras. Quando olhar uma violeta, veja que nela se instalam o amor, autoconhecimento, e ela, com sua energia, nos envolve com muita alegria, para nos trazer a felicidade.

Orixás: todos.
Classificação na Alquimia Ancestral: EXPANSORA.

"Os maiores ensinamentos acontecem no silêncio, porque quando silencia tudo, assim se pode ouvir o Grande Espírito sussurrando. As plantas são uma das falas d'Ele, que podem ajudar a curar o espírito, a alma e o material, a carne de vocês."

(Caboclo Ubiratã, psicografado no dia 25 de junho de 2020).

Como Utilizar a Alquimia Ancestral

Alquimia Ancestral é o uso dos conhecimentos das ervas para a cura. É o olhar desperto com Amor para a vida e para todos os seres que nos rodeiam. É a gratidão pela Mãe Natureza, é saber que todos estão conectados pela Teia da Vida. É entender que todo mundo tem sua história e faz parte deste planeta e da Natureza, tendo seu caminho para trilhar.

A energia das ervas, milênios atrás, era muito mais vibrante, e todos tinham o privilégio de ver, sentir e ouvir o Reino Vegetal com muito mais frequência. Em razão de atitudes desenfreadas e pensamentos materialistas da humanidade, as plantas começaram a se tornar mais tímidas, revelando sua energia somente àqueles que querem compreendê-las. Elas nos mostram que somos todos um e estamos ligados uns aos outros.

Esse despertar eu tive com as plantas e com a Mãe Natureza, e todos podem tê-lo, basta ter paciência, dedicação, bom senso e, claro, muito Amor no coração. Porque sem Amor não se faz nada, muito menos conseguimos aceitar nossas próprias limitações. Sem o Amor não há como ocorrer o despertar, isso os Mestres e a vida nos mostram todos os dias.

Utilizamos a fitoterapia, que é uma de várias formas de complementar a alopatia e auxiliar na cura da matéria. Mas o efeito das plantas pode ser potencializado no momento do uso do chá, por exemplo, com as mãos postas, e exalando pensamentos positivos, de amor, gratidão, respeito por você e pela vida; isso ativará a força "oculta", o espírito vegetal.

Essa ativação é a base de uso da *Alquimia Ancestral*. Com isso, vem a pergunta: Como faço essa ativação? Simples, você pode segurar a xícara com o chá, o ramo de erva em sua mão e fazer uma prece, uma oração, um ponto cantado.

Essa oração precisa vir do coração. Aquela oração simples, singela, mas carregada de gratidão, amor, humildade, fé e respeito. As plantas sentem se você de fato tem esse amor por elas. Automaticamente, esse campo se abre à sua volta, com a energia permeando e preenchendo todo o ambiente.

A utilização de pontos cantados é o poder da oração potencializado com ritmo e musicalidade, como se fosse um mantra. Como costumamos dizer: "Quem canta um ponto cantado reza duas vezes!"

Junto a esses procedimentos, podemos visualizar ao redor da planta cores, que vêm de forma intuitiva para ativar essa energia curadora e de Grande Amor da Nossa Mãe Natureza.

Existe outra forma, aprendida com meu querido amigo e Mestre, o Caboclo Ubiratã: a utilização do Silêncio. É silenciar todos os nossos sentidos, apenas sentir as energias da planta, assim, pedindo permissão ao Grande Espírito e ao Espírito Vegetal para que Eles nos auxiliem a liberar sentimentos de Grande Amor e Gratidão por esse momento de grande felicidade, de sentir nossos Espíritos conectados com a Mãe Natureza e com o Grande Espírito por meio dessa erva. A explicação é bem simples para esse Silêncio. Entendemos que as plantas, o verde, as matas, enfim, o Reino Vegetal, são a Misericórdia Divina materializada na Terra. As plantas foram colocadas aqui por Deus, para purificar, equilibrar e curar. Portanto, não há necessidade de mandarmos ou pedirmos para fazer isso ou aquilo; o que você precisa é apenas se conectar. Apesar de serem diferentes da nossa, as plantas são uma consciência, então já sabem o que fazer. A missão delas aqui na Terra é nos ajudar na cura e na abertura da consciência. O verdadeiro Amor e demais sentimentos bons não têm como ser expressos em palavras, apenas sentidos e emanados.

Faça um experimento. Pegue um vaso de flor de alguma planta que seu próprio Espírito vai pedir na forma de intuição. Sente-se na frente, peça licença a Deus, Olorum, Orixás, Guias e Mentores e ao Espírito da Planta, e simplesmente silencie sua mente, suas emoções.

Deixe a planta ajudá-lo, solte-se. Não precisa pedir, ela sabe o que precisa fazer. A partir de alguns minutos ou segundos, dependendo da sua concentração e de seu foco, você vai sentir a energia dela se instalando e configurando todas as suas células, sua mente e suas emoções. Faça isso sempre com muito respeito e quando sentir necessidade, não existe contraindicação.

Na fitoterapia, usamos as formas de chás (infusões ou decocções), tinturas, compressas, cataplasmas, óleos para o tratamento sintomático da matéria. Por exemplo, o chá pode ser tomado para aliviar tensões nervosas e, no exato momento do seu uso, potencializar com a ativação do espírito vegetal. O uso na fitoterapia está muito bem fundamentado, apesar de que mais pesquisas sempre são necessárias, tanto no conceito quando na forma de sua utilização na terapia popular.

Na utilização das plantas energeticamente, no tocante a serem **concentradoras** ou **expansoras**, podemos usá-las na forma alcoólica, oleosa, em defumações, no uso do fumo sagrado, em assentamentos, banhos e chás ou apenas sentar em sua frente e pedir ajuda. No uso do *espírito vegetal*, não há necessidade de ingestão, apenas espalhar no ambiente ou utilizar na forma de banhos e de uso externo.

"O homem tem mania de querer explicar e teorizar tudo, a vida é simples e muita das coisas não são teoria, são apenas sentidas."

(Caboclo Ubiratã)

Cultivo, Colheita e Secagem

É no conhecimento do cultivo racional, com bom senso e respeito, que iremos fazer nossos preparados da *Alquimia Ancestral*. Vamos fazê-los de uma forma científica e mágica para, além de curar nosso corpo, curar nosso espírito.

Ter sua própria horta terapêutica pode ser trabalhoso, mas lhe trará muitos prazeres, porque quando estamos lidando com a terra, e fazendo apenas isso, conseguimos nos concentrar no presente, no agora. Com nosso pensamento focado nisso, conseguimos utilizar a terra e o *espírito vegetal* para descarregar as energias negativas na terra para serem transmutadas. Quando estamos plantando, a energia das plantas nos envolve e isso carrega nossas energias positivas. Imaginar o conhecimento e a energia da planta, de uma forma a plantá-la com carinho na sua horta particular, faz com que ela lhe entregue algo a mais da sua energia para também curar você.

Todas as plantas têm uma época especial ou que melhor agrada o plantio para seu desenvolvimento completo. Não falarei exatamente sobre todas as plantas, o período e colheita, mas a melhor época para começar sua horta é na primavera ou no outono. São as épocas do ano que ervas têm mais facilidade para crescer. Não tome isso como verdade absoluta, pois existem aquelas que gostam de um clima mais frio, então, quando plantar, o interessante é seguir as especificações de cada uma. Mas toda hora é hora de plantar.

A maioria das plantas gosta de lugares ensolarados, moderadamente drenados, sem muito vento.

Hortas externas são muito bem-vindas. Para garantir as não nativas, plante em locais mais ensolarados e protegidos do vento. Plantas que não gostam muito do frio, como o alecrim, podem acabar morrendo com facilidade.

Plantar em vasos facilita a mobilidade para locais diferentes. Mas deve-se ter cuidado para que a planta não sufoque com o excesso de raízes.

Estufas são uma oportunidade para cultivar plantas exóticas. Controlar temperatura e umidade aumenta a facilidade do cultivo dessas plantas não nativas.

As plantas medicinais que crescem em seu lugar natural têm maior concentração e variedade de princípios ativos. Isso acontece por causa do estresse que a planta passa no decorrer do seu crescimento. Os princípios ativos são substâncias protetoras das plantas, que as protegem de insetos, fungos e, até mesmo, do sol e de temperaturas extremas, baixas ou altas.

As podas devem ser realizadas periodicamente, retirando partes mortas das plantas. Isso facilita o crescimento e dá mais facilidade para a planta crescer e respirar.

As plantas daninhas que começam a crescer devem ser retiradas. Elas retiram água e os nutrientes do solo, prejudicando o crescimento e o desenvolvimento da planta.

Água em exagero pode matar a planta afogada. Alguns componentes ativos das plantas são produzidos por restrição hídrica. Por exemplo, é mais adequado regar plantas em vasos uma vez por semana; existem plantas que só o fazemos uma vez por mês, como o caso do cacto; ou uma vez a cada 15 dias, como o boldo-de-jardim.

Infestação de insetos pode ser combatida com infusão ou tintura de capim-limão (*Cymbopogon citratus*), ou infusão de cascas de alho.

Mudas são interessantes para replantar, ou até mesmo transferir a planta de local.

A forma mais recorrente de fazer mudas é utilizar um galho da planta e mergulhá-lo em água, estimulando o crescimento das raízes; quando as raízes estiverem crescidas, é só plantar na terra úmida. Outra forma é a utilização de um substrato e plantá-lo diretamente na terra úmida. Seria interessante nesses dois casos plantar primeiramente em um vaso e, após o crescimento, plantar no solo.

A prospecção das sementes pode ser feita em algodão com água ou em copinhos de café com terra, até a germinação do broto. Em seguida, passá-las para um vaso.

Secagem e armazenamento

As plantas frescas devem ser rapidamente processadas, pois os princípios ativos se deterioram muito rápido, principalmente os óleos essenciais, na fitoterapia. Em seu uso energético, como já disse, não há problema em usar a planta seca, se não encontrar *in natura*, mas tudo vai da sua intuição e da forma que você quer utilizar o *Espírito Vegetal* da planta.

As plantas podem ser secas em uma bandeja de secagem. Faz-se uma estrutura de madeira ou de ferro e coloca-se uma telinha de arame. Deixe as plantas secando em temperatura ambiente, com a incidência indireta do Sol.

Pode-se utilizar o desumidificador. Coloque o aparelho em um cômodo fechado, no qual as plantas ficam penduradas em maços frouxos ou em bandejas de secagem.

As plantas podem ser desidratadas também dentro do micro-ondas. Coloque as plantas em cima de um papel toalha no aparelho até ficarem quebradiças; o tempo necessário varia de acordo com a potência do micro-ondas e a quantidade de plantas.

Colheita

Como aqui a intenção não é fazer nada em larga escala, mas utilizar as plantas de forma consciente e racional, devemos ter alguns cuidados para manter tanto a energia de cada planta quanto seus princípios ativos. Alguma planta específica, como o manjericão, mostra essa diferença de concentração de princípio ativo, por causa do horário da colheita. Se colher no início da manhã ou no final da tarde (menos incidência de luz), ela terá em maior concentração o eucaliptol, que tem atividade antisséptica das vias aéreas respiratórias. Se for colhida no sol do meio-dia (alta luminosidade), terá alta concentração de eugenol, que tem atividade antisséptica da mucosa da boca e cicatrizante. Já a camomila tem como melhor horário o período da manhã, para evitar na secagem a produção de fungos, ou quando o Sol estiver bem alto.

No momento do corte da planta é interessante pedir licença ao *espírito vegetal dela*, mentalizar o motivo de seu uso e agradecer. Assim a planta prepara-se para o corte, cedendo a energia necessária para a parte removida. Para fazer esse tipo de colheita, utilize uma faca bem afiada ou uma tesoura.

Normalmente, quando pensamos em colheita, vêm em nossa mente apenas folhas, flores e frutos, que são colhidos quando estão maduros, cada um em sua época. Mas também podem ser utilizadas muitas raízes para uso medicinal e mágico-religioso. Por exemplo, a raiz do picão, gengibre, ginseng. No mesmo processo em que cortamos "galhos ", peça licença e cave um buraco ao redor da planta, retire a raiz de que necessita e replante o que não for utilizar.

Podemos coletar também a resina, o látex ou a mucilagem. Para isso, precisamos de bom senso, e saber que não devemos fazer cortes muito profundos, muito menos que comprometam a vida da planta. Imagine que essa resina, essa seiva, é o sangue do vegetal e carrega em sua essência mais pura a sua energia vital. Coloque um recipiente coletor e deixe até recolher o suficiente, pois a retirada da seiva diminui a vitalidade da árvore. A seiva leitosa do dente-de-leão, por exemplo, pode ser retirada espremendo os ramos em uma tigela. A mucilagem da babosa é retirada espremendo as folhas cortadas.

Nas cascas, você pode fazer raspagem, ou com uma faca bem afiada retirar um pedaço necessário, nunca retire em excesso, pois a casca é como se fosse nossa pele, ela protege a árvore contra invasões externas.

As fases da Lua

Quando pensamos em magia e em potência mágica, não podemos esquecer as fases da Lua, que controlam as nossas marés e fazem parte do ciclo da vida. Podemos associar essa prática com muita tranquilidade dentro de nossas atividades, para potencializar e ter mais uma força trabalhando e nos ajudando. A Lua tem a força da Avó Lua, mostrando a força Ancestral feminina da concepção, do amor, do desejo e do carinho.

A Lua Nova é boa para plantar sementes ou plantas que crescem embaixo da terra (batatas, mandioca, etc.), começar o novo para germinar novos brotos. A Lua Nova é o começo, é o primeiro passo para um crescimento maduro.

A Lua Crescente é boa para plantar brotos que você quer que cresçam firmes e fortes, estimulando o crescimento dos caules e o seu desenvolvimento para a fase adulta. A Lua Crescente é a hora do amadurecimento, de absorver os nutrientes e crescer com toda a potência.

A Lua Cheia é boa para para trabalhar com as energias de plantas já adultas. Por exemplo, usar folhas ou galhos das plantas com muito mais potência, podendo aqui retirar galhos para fazer novas mudas para, em seguida, plantar. A Lua Cheia é a plenitude, é o ápice, é a grandeza que estimulará todo o desenvolvimento da planta.

A Lua Minguante é a sabedoria da Lua, é o estágio de "envelhecimento", bom para podar galhos, cortar ervas daninhas, retirar aquelas plantinhas indesejáveis que sugam a vitalidade da planta principal. Nesse estágio da Lua é a fase em que não plantamos, apenas colhemos ou retiramos aquilo que é desnecessário para o desenvolvimento da planta.

É nossa obrigação cuidarmos da nossa mente, alma, espírito e do nosso corpo. Dedique mais tempo a você, pois é você que vai ter de percorrer o caminho. Busque bons adubos para que você se fortaleça.

Preparações

Todos os preparos na fitoterapia estão fundamentados na fitoquímica, na farmacognosia e no uso popular, com isso, o uso para a forma ritualística também será fundamentado nesses conceitos de preparo, como: infusões, decocções, tinturas, óleos, unguentos, xaropes, cataplasmas e compressas.

Vamos discorrer sobre a razão do uso dos solventes e dos preparos para armazenar e utilizar da forma que o bom senso e o amor dizem, a fim de garantir a qualidade e a eficiência do tratamento da *Alquimista Ancestral;* como utilizar a força do *Reino Vegetal* e o poder do *Conhecimento* para potencializar e agir em uma forma de sinergismo de ação com a Ciência e a Espiritualidade, de maneira consciente, fácil e simples.

Aqui vou ensinar, com materiais que temos em casa, como preparar fitoterápicos e as poções.

Este livro visa tratar das plantas secas ou *in natura* de uma forma tradicional/popular/científica/mágica/espiritual. Precisamos saber como extrair seus princípios ativos e utilizá-los de maneira correta em casa. Na planta seca, pode acontecer de alguns componentes se degradarem no processo, mas a grande maioria se mantém.

Primeiramente, precisamos saber que os compostos químicos (princípios ativos) têm polaridades, isto é, cargas elétricas. Por isso, deve-se utilizar líquidos extratores diferentes para cada composto. Então, compostos polares, como: taninos e flavonoides, antocianinas, possuem cargas negativas e positivas, e são solúveis em água ou álcool. A seguir, vamos discorrer sobre a extração.

Utilização da Água

A água é a fonte da vida, tudo neste planeta depende dela, é o solvente universal. Funciona como ativadora energética e purificadora. Ela limpa e energiza, é a Geração.

Nosso corpo adulto possui aproximadamente 70% de água, apesar de a quantidade variar nas fases da vida. E a quantidade de água que existe no planeta Terra é de cerca de 71%. Aqui, vemos mais uma "coincidência" de como estamos ligados com a Mãe Terra. Como nosso corpo tem a sua maior parte de água, quando a usamos como veículo, há facilidade na ligação e na incorporação do *espírito vegetal* em nosso campo vibratório.

A água, por ser um solvente e veículo polar, vai extrair em sua maior concentração componentes polares.

Infusão – ferver a água até 100ºC, depois colocar a planta e deixar repousar por, no mínimo, 5-15 minutos. Em seguida, fazer sua utilização.

Decocção – conhecida popularmente como cozimento, é quando colocamos a planta com água em um recipiente e levamos ao fogo. Quando a água atingir seu ponto de fervura, ferver essa mistura por aproximadamente 20-30 minutos. Em seguida, deixar repousar e esfriar, e fazer sua utilização. Claro que o tempo pode variar de acordo com a quantidade de água e de planta e, também, com a resistência do material vegetal utilizado. Por exemplo, cascas de árvores são muito mais duras, necessitam de mais tempo.

Maceração a frio – de preferência, utilizar a planta *in natura*, fresca. Cortar em pequenos pedacinhos e macerar, pode ser em um prato de vidro, até ela ficar bem "amassada" e soltar sua seiva. Em seguida, colocar água fria até cobrir a planta e deixar repousar por pelo menos três/cinco horas, exaltando que, quanto mais tempo ficar, maior a extração. Como estamos trabalhando com água e sem conservantes, pode acontecer de a solução criar fungos. Aparecendo qualquer evidência, descartar.

Xaropes – no processo de decocção, também podemos fazer xaropes deixando reduzir a água. Em seguida, adicionar mel ou açúcar até dar a consistência e espessura de xarope. Se for utilizar açúcar, dê preferência ao mascavo.

Utilização do óleo

Também existem compostos apolares, como óleos essenciais, terpenos, cumarinas, que são substâncias não dotadas de carga elétrica. Para as extrações dos preparos, são utilizados óleo ou gordura vegetal. A outra excelência do óleo na utilização é sua durabilidade sem contaminação, pois no óleo não há atividade de água presente. O próprio óleo serve como conservante, fazendo com que o preparo tenha uma validade maior. Para o consumo na fitoterapia, o preparo tem uma validade de aproximadamente seis meses a um ano. Claro, observar se não há nada de incomum antes de ingerir, pois existe a possibilidade de contaminação. Caso ocorra, o preparo deve ser descartado. Para o uso mágico e ritualístico, banhos, firmezas, etc., a validade é indeterminada.

O óleo, o azeite, que utilizamos aqui para extração, pode ser de qualquer vegetal, que também carregará sua energia para o preparo. Quando usamos o óleo de oliva, temos conhecimento de que a Oliveira está associada com a força da vida e paz, que, ao ser utilizado com a planta, potencializa mais a ação de cura e equilíbrio. Quando ungido e abençoado (cruzado), sua ação purificadora, vitalizadora, educadora, energizadora e encorajadora é potencializada. Quando utilizado nos chacras, auxilia no alinhamento e equilíbrio das energias vitais.

Já o dendê pode ser utilizado para plantas concentradoras, ou por Orixás do fogo (Xangô, Egunitá) ou da guerra (Ogum, Iansã, Oxóssi, Obá). Por ter uma energia de movimento e purificadora, variando de ritual para ritual dependendo de cada crença, é muito bem manipulado pelos Mistérios Divinos da Esquerda, Exu, Pombagira e os Mirins. O óleo de dendê pode ser considerado também o fogo oleoso purificador, que coloca as coisas em movimento, organizando tudo em cada lugar, para que a calma e a paciência se instalem.

Há ainda outros óleos: de girassol, calêndula, algodão, que podem ser utilizados.

Maceração – corta-se a planta em pequenos pedaços, macerando, apertando até a planta soltar a seiva. Cobre-se esse macerado com óleo, podendo utilizar óleo de girassol ou oliva (são os mais indicados na fitoterapia). Como esses componentes são derivados de lipídios, oligolipídios, são moléculas grandes e de difícil extração. É interessante deixar essa imersão por, pelo menos, 15 dias, para a extração completa. Lembrando que quanto mais tempo a planta ficar em contato com o solvente, melhor será a extração.

Extração a quente – usa-se o óleo em temperatura leve, suportável para a extração, sem cozinhar ou fritar a planta. Pode-se fazer o aquecimento em banho-maria (mais indicado), fervendo em fogo brando por duas a três horas, ou esquentar o óleo diretamente, com cuidado e atendendo à temperatura e ao tempo.

Unguentos – utiliza-se gordura vegetal, de coco ou de amendoim, ou até mesmo manteiga fresca ou vaselina sólida. Macera-se bem a planta, em seguida mistura-se a gordura, aquecendo até derreter (em banho-maria), podendo acrescentar cera de abelha para melhorar a espessura do unguento.

Utilização de álcool (tinturas)

O álcool (principalmente cachaça) tem sua origem primária na cana-de-açúcar. A cana é uma planta de Exu (movimento e fogo líquido) e também de Iansã (ar/vento), então serve para descarrego de energias negativas. Com a combinação correta de outras plantas, podemos potencializar a ação. Álcool esteriliza tão bem quanto o carvão vegetal e o sal grosso, desativando energias negativas completamente. Ele também tem a capacidade de fazer um gel espiritual e auxiliar na regeneração de buracos no perispírito, causados por energias densas. A outra característica do álcool é a facilitação do contato da materialidade com a espiritualidade, auxiliando na ponte e na manutenção energética do fluxo.

O álcool de cereais vem da energia específica dos cereais utilizados, normalmente da batata, que também tem características de trabalhar com energias mais densas, trazendo uma boa educação e iluminação para essas energias negativas.

Para essa extração, utiliza-se principalmente o álcool etílico de cereais. Pode ser encontrado em farmácia; comprar com graduação de 70% ou utilizar uma bebida com álcool como pinga, vodca, conhaque ou rum, para o uso fitoterápico interno. Agora, para seu uso ritualístico, pode utilizar o álcool comercial, encontrado em mercados, e também as "cachaças". O álcool tem capacidade de retirar ambos os compostos, tanto polares como apolares, pois ele tem em sua estrutura química partes polares e apolares. A utilização do álcool se deve ao fato de ele por si só ser um conservante. Os preparos para o uso mágico ritualístico têm validade indeterminada.

Tinturas – macera-se bem a planta fresca ou seca e adiciona-se álcool até submergir completamente a planta. Deixe em repouso por, no mínimo, 72 horas, para auxiliar o processo e facilitar a retirada dos princípios ativos. Pode-se utilizar banho-maria, lembrando que se fizer a frio, quanto mais tempo a planta for deixada, mais a solução ficará forte e não perderá substâncias por causa da temperatura.

COMPRESSAS E CATAPLASMAS

Compressas – é a utilização dessas soluções, poções, misturas, colocadas em um pano branco limpo e aplicadas no local. As plantas também podem ser utilizadas como cataplasmas *in natura*, envoltas em uma gaze e aplicadas no local. É interessante colocar em gaze porque, por exemplo, o gengibre ou a pimenta amassados e aplicados diretamente no local podem causar irritação e vermelhidão, podendo piorar a situação. Ou também utilizar barro ou argila, misturando os preparados (soluções) de ervas e aplicando diretamente no local, ou fazendo massagem.

Sobre a utilização do barro ou argila, de forma científica, explica-se, pois ele possui grande concentração de minerais. E esses minerais auxiliam em vários processos no nosso corpo, podendo ajudar na melhora da absorção dos compostos ativos. Também promove melhora na circulação, melhor hidratação, esfoliamento e nutrição da pele. De forma espiritual, o barro tem propriedades curadoras do espírito e ajuda na decantação de energias negativas. A energia telúrica tem capacidade de decantar e transmutar energias negativas em positivas; associando-se com combinações específicas de plantas aumenta a potencialidade da cura. Em sua base, temos terra e água para formar o barro, dando sustentação e gerando energias positivas.

O FUMO

Antes de começarmos a falar, venho aqui como farmacêutico atentar para o fato de que o fumo (tabaco), no seu uso recreativo, NÃO É RECOMENDADO por suas características nocivas. Mas, para o uso ritualístico, entendemos sua importância e seu fundamento de planta de poder. O uso de substâncias ilícitas é reprovado e não aceito.

O fumo sagrado, na visão dos Grandes Xamãs, é algo muito importante. Contudo, vemos as pessoas que distorcem isso e utilizam-se de substâncias alucinógenas, dizendo que a Espiritualidade de Luz está pedindo. Isso é profanação do Sagrado e uma perturbação mental e emocional. Quando frequentamos qualquer lugar que trabalha com a Espiritualidade, temos de procurar pessoas sérias e coesas.

A utilização do fumo para a medicina convencional é completamente descartada, pois carrega partículas sólidas produzidas pela combustão das plantas, do papel ou da palha. Com isso, o carvão e outras substâncias, como arsênico, amônias, etc., são levadas até o pulmão e acabam desencadeando processos inflamatórios, podendo causar câncer e/ou enfisema pulmonar. Também alteram o pH da mucosa bucal, podendo ocasionar câncer de boca ou de garganta.

Mas o fumo era e é ainda usado pelos xamãs e por várias outras culturas mágico-religiosas não como recreação, pois ele é considerado uma erva sagrada e de muita força mágica. Combinada com a força ígnea (fogo) e do ar, ajuda na imantação de energias positivas para o enfermo, ou de acordo com a forma de pensamento, o médium consegue "desligar" as energias negativas que estão conectadas com o paciente. A fumaça também tem a característica de fazer uma zona de proteção ao redor do médium (xamã) e do paciente, assim, evitando a invasão de energias negativas no tratamento e contra o xamã.

O uso do Cachimbo Sagrado pelos nativos americanos é algo extremamente consagrado. Quando a fumaça sai do cachimbo, é como se levasse ao Alto e à Mãe Natureza nossos pedidos, nosso Amor ao Grande Espírito e, claro, nossa gratidão por estarmos aqui na Terra.

Neste instante, aqui cabe outro ensinamento do meu amigo e Mestre Caboclo Ubiratã:

"Fumo é uma erva extremamente Sagrada, auxilia no contato com o Grande Espírito, era jogada nas plantações e nos rios, para que Nosso Pai abençoasse a aldeia, trazendo prosperidade, fartura, boa colheita, boa caça e bons filhos".

Defumação – é a utilização de ervas concentradoras e expansoras para limpar, equilibrar, abençoar, imantar e proteger tanto as pessoas quanto o ambiente, por meio da imantação e ativação das forças vegetais, do fogo e, principalmente, do ar. A fumaça chega a locais que muitas vezes não conseguimos ter acesso, por exemplo, cantos de paredes, quinas, espaços apertados. Com a defumação, a energia desses elementos chega, descarrega e energiza todos esses lugares, adequando e alinhando a energia de todo o ambiente. A defumação, além de levar a energia positiva, espanta e "suga" as energias negativas para serem purificadas no fogo.

Para a utilização desses preparos, podemos usar plantas *in natura* e/ou secas (desidratadas), não interferindo no preparo nem na potência.

As ervas são o poder de nossa ancestralidade. É onde a cura material e espiritual começou. É daqui que vem a fonte do conhecimento médico espiritual.

Teorias Médicas pelos Continentes

Europa

Todas as culturas terapêuticas no mundo se desenvolveram em várias tentativas de erros e acertos para a compreensão das doenças. Em todas as regiões da Europa, para entender e explicar mais essas doenças, usava-se a TEORIA DOS QUATRO HUMORES, criada por Galeno, pai da Farmácia e da Medicina, que durou até o século XVII. Ele desenvolveu essa prática médica cuidando dos gladiadores, estudando a anatomia e os melhores remédios para tratar ferimentos. Escreveu diversos livros, teve forte influência na Europa, e alguns fitoterápicos até hoje são chamados de galênicos, para diferenciar-se dos fármacos sintéticos.

Teoria dos Humores

A base dessa teoria, desenvolvida por Galeno, está nas escrituras de Hipócrates e Aristóteles, que foram influenciados pelas culturas egípcia e indiana.

Hipócrates dizia que o mundo era composto por quatro elementos: terra, fogo, ar e água, e classificou as plantas com propriedades quentes, secas, frias e úmidas. Aristóteles foi mais a fundo e aprofundou a Teoria dos Quatro Humores. Ele disse que existiam quatro fluidos ou humores principais no corpo: sangue, cólera (bile amarela), melancolia (bile negra) e fleuma, ligados a, respectivamente, coração, fígado, pâncreas, pulmões. Galeno usou isso e adaptou mais um apontamento. Ele acreditava que a inspiração de ar trazia a absorção do pneuma (espírito), que então se transformava em espírito vital e energizava e vitalizava todo o corpo. Galeno descrevia que o equilíbrio entre esses quatro humores, junto aos quatro elementos e somados com o pneuma, mantinha o indivíduo saudável e o desequilíbrio trazia doenças.

Com essa teoria, eles relacionavam os desequilíbrios e realizavam o tratamento mais adequado para a época, associando as plantas com os quatro elementos.

Dioscórides (40-90 d.C.) escreveu a mais completa obra clássica da época sobre plantas medicinais, baseada na observação e utilização de quase 600 plantas, *De Materia Medica*.

Plinio, o Velho (23-79 d.C.), reuniu 400 autores em seu livro, *História Natural*, e discorreu sobre as tradições fitoterapêuticas da época.

No século IX, os médicos tinham traduzido e transcrito para o árabe os ensinamentos de Galeno, que influenciaram o desenvolvimento em toda a medicina até a Idade Média. Depois, traduziram também para o latim e, por 400 anos, toda a medicina europeia era envolta dessa teoria.

Escolas de medicina ensinavam o tratamento com base na restauração do equilíbrio dos humores, por meio de fitoterapia, purgações e sangrias. Isso aconteceu até os séculos XVI e XVII, aproximadamente.

Até o século XV, todos os ensinamentos eram apenas verbais. Com a invenção da prensa para impressão, os livros, farmacopeias e os conhecimentos da época puderam ser pesquisados, distribuídos e arquivados por vários estudiosos.

Com o aumento das rotas comerciais houve um número crescente de plantas importadas e "exóticas" indo parar na Europa, apesar de serem remédios caros. No século XVII, muitas pessoas que moravam em zonas rurais, ou não tinham condições financeiras para comprar essas plantas receitadas por médicos, cultivavam sua própria fitoterapia em casa.

Hoje em dia, a fitoterapia na Europa tem variado bastante. Mas a grande maioria dos fitoterapeutas está unindo vários pensamentos e usando uma visão mais holística de tratamento com fitoterápicos, analisando a vida como um todo do paciente, para restabelecer o equilíbrio vital e a saúde.

Não temos como afirmar com exatidão o que acontecerá na medicina no decorrer dos tempos, veja a grande transformação que ocorreu do século XIX ao XXI. Mas a tendência é a comunhão novamente da medicina natural com a atual, com uma visão mais racional e não cheia de achismos.

Índia e Oriente Médio

A *ayurveda* é o principal tratamento natural na Índia, mas existem outros, como *unani tibb*, medicina árabe tradicional e a *siddha*. Vamos discutir mais a *ayurveda* (de uma forma geral), pois todas são muito parecidas, porque é a que está chamando a atenção da OMS e de cientistas.

Ayurveda significa a junção de duas palavras indianas, *ayur* (longevidade) e *veda* (conhecimento ou ciência). Ela é o sistema terapêutico holístico que avalia o ser por completo, abrangendo ciência, estilo de vida, religião e filosofia, interação entre corpo, mente e espírito.

Em 400 a.C. surge a primeira escola aiurvédica, estudos que influenciaram o compêndio *Charaka Samhita*, o mais importante livro ayurvédico. Ele descreve mais de 341 plantas medicinais, além de remédios de origem animal e mineral. Charaka, um dos principais autores, diz que esses ensinamentos vieram diretamente de Brahma (o Criador). Estes conhecimentos foram transmitidos à Deusa Indra, que teve a obrigação de passar para o primeiro médico ayurvédico, Bharadvaja. Ele, em seguida, realizou a escritura do segundo maior livro, *Susruta Samhita*, detalhando cirurgias, em especial cirurgias plásticas, que são conhecimentos consultados até hoje. Esses livros têm como embasamento o verso dos *Vedas*, que são escrituras da base da cultura indiana, modulando conhecimentos históricos, filosóficos, religiosos e médicos.

Com isso, a ayurveda cresceu e influenciou, junto ao Budismo, várias práticas médicas e religiosas na Ásia. As rotas de comércio proporcionaram a troca de informações entre ayurveda, siddha e medicina tradicional chinesa.

Na ayurveda, a origem de todos os aspectos está ligada à existência de consciência ou intelecto puro. Energia e matéria são uma coisa só, na qual a energia está manifestada nos cinco elementos: éter, ar, fogo, água e terra, que sustentam toda a matéria.

No corpo, o éter está presente na cavidade bucal, no trato digestório, no tórax e nos pulmões; o ar se manifesta nos movimentos musculares, nas pulsações do coração, na expansão e contração dos pulmões; o fogo se mostra no sistema digestório, no metabolismo e na temperatura corporal, na visão e na inteligência; a água está presente nos sucos gástricos, nas glândulas, nas membranas mucosas e no sangue; a terra se apresenta nas unhas, na pele e no cabelo, como nos elementos que sustentam o corpo: ossos, cartilagens, músculos e tendões.

Os cinco elementos também são associados aos nossos cinco sentidos, que são nossa capacidade de perceber o ambiente. Éter, ar, fogo, água e terra correspondem a, respectivamente, audição, tato, visão, paladar e olfato.

Esses cinco elementos combinados formam as três forças básicas primordiais, conhecidas como *tridoshas*, que existem em tudo e todos, influenciando os processos mentais e físicos.

Éter + ar = *vata* (princípio ar).

Fogo + água = *pitta* (princípio fogo).

Terra + água = *kapha* (princípio água).

Todos nós nascemos com os doshas equilibrados. As proporções de cada pessoa e seus equilíbrios são determinados pelos doshas de nossos pais no momento da concepção. Com isso, o comportamento, temperamento, susceptibilidades de adquirir doenças são determinados pelo dosha predominante, formando nossa constituição básica, o Prakuti (origem).

O equilíbrio desses doshas nos mantém saudável; quando ocorre o desequilíbrio aparecem as doenças. Também quando um dos sete chacras está impedindo o fluxo da vida, o prana, são constatadas doenças.

Então, os tratamentos com o uso das plantas medicinais são para restabelecer os equilíbrios dos doshas ou, até mesmo, liberar o fluxo de um chacra que está bloqueado.

A escolha do remédio depende da sua qualidade ou energia, que o mestre aiurvédico determina de acordo com seus atributos (*vimshati guna*), como: quente, frio, seco, úmido, pesado ou leve. Também classifica os medicamentos segundo seis sabores: doce, azedo, salgado, amargo, picante e adstringente.

Os tratamentos utilizados são plantas medicinais em incensos, cataplasmas, tinturas, enemas, óleos essenciais, associadas junto a pedras preciosas e a rituais de purificação, entoando mantras que têm efeito sobre o corpo, a mente e o espírito.

A ayurveda foi considerada superstição e uma farsa pelos britânicos em 1833, fechando todas as escolas aiurvédicas e desmantelando templos-escolas. Mas a tradição se manteve em pequenos vilarejos e, em 1947, a Índia se tornou independente e retomou os estudos. Hoje, muitos médicos contemporâneos, cientistas e a OMS promovem e acreditam nessa prática, auxiliando o uso nos países em desenvolvimento. Isso mostra mais uma vez que não adianta apenas cuidarmos do corpo, temos também que alinhar o corpo, a mente, as emoções e o espírito.

China e Japão

A Medicina Tradicional Chinesa (MTC) e sua tradição fitoterapêutica chegaram intactas ao século XXI.

A MTC foi fundamentada nas ideias dos *Princípios de Medicina Interna do Imperador Amarelo"* (Huang Di Nei Jing), entre 200 a.C. e 100 d.C. Aqui começa o conceito de yin e yang, os cinco elementos (wu xing) e a teoria do efeito do ambiente sobre a saúde.

A MTC acredita que seus antepassados tinham mais longevidade em virtude da harmonia que eles estabeleciam com a vida e com o ambiente. As doenças eram curadas de forma mais "simples" do que hoje, com encantamentos, pois era mais fácil fazer a reprogramação emocional, mental e espiritual, curando o corpo prontamente. Quando as pessoas ficaram mais atribuladas e cheias de coisas para fazer, perderam a alegria de viver e pensaram em apenas ter, tornando assim o tratamento mais difícil.

As duas teorias descritas a seguir foram desenvolvidas separadamente. Pela cultura oriental, todo o Universo é composto por essa energia yin e yang. São dois termos que querem dizer o oposto um do outro, mas que se complementam sempre: a escuridão e a luz, o dia e a noite, acima e abaixo, seco e molhado. Assim, separando no corpo, a frente é yin, as costas é yang, o abdômen yin e o peito é yang.

A teoria dos cinco elementos surgiu durante a dinastia Song (960-1279 d.C.). Ela diz que o mundo é constituído por cinco elementos – madeira, fogo, terra, metal e água. Associa as plantas ao mundo natural, incluindo elementos e estação do ano, além de partes do corpo para o tratamento. No movimento circular, cada elemento cede lugar ao seguinte. O movimento de cinco ângulos é o controlador, cada elemento restringe o outro.

Os terapeutas chineses fazem o tratamento utilizando as duas teorias juntas, buscando pela desarmonia e pelo desequilíbrio do Yin e Yang, sendo a doença deficiência ou excesso de um ou de outro. Com isso, associa-se a teoria dos cinco elementos para se chegar ao tratamento, restaurando a harmonia entre o Yin e Yang.

A *Enciclopédia das Substâncias de Medicina Tradicional Chinesa*, de 1977, tem 5.757 textos informativos, os quais em sua maioria são sobre plantas medicinais. Em 1949, foram acrescentadas mais plantas médicas que antigamente só estavam na medicina popular.

Como a fitoterapia foi se desenvolvendo com a MTC, os sabores estavam intimamente ligados aos tratamentos. O clássico *De Materia Medica* de Shen Nong conta com 252 fitoterápicos, associando seus sabores com as temperaturas das plantas.

Os chineses foram os criadores das grandes misturas de ervas para a fabricação de tônicos ou remédios para doenças específicas. Eles não costumam utilizar tinturas, e sim preferem mais decocções e infusões, tomadas várias vezes ao dia.

A medicina tradicional chinesa influenciou tanto o Japão como as Coreias. O Kampo, Medicina Tradicional Japonesa, começou quando monges budistas da Coreia chegaram ao Japão com suas artes curativas, grande parte derivadas da MTC. A imperatriz Suiko enviou sábios à China para também estudarem Medicina. No século XVI, o Japão impôs sua identidade cultural, mantendo o yin e yang, mas com ênfase nos ideais japoneses de simplicidade.

Em 1868, a Medicina Tradicional Japonesa foi sendo deixada de lado para a medicina convencional. Em 1885, estudos de Kampo foram cessados, com apenas alguns poucos se dedicando. Hoje as escolas de medicina japonesa incluem o Kampo no currículo.

A Coreia tem seus tratamentos muito similares aos da China.

Nos dias atuais, a MTC é reconhecida como um sistema de tratamento válido, disponível para os chineses, como a medicina convencional. Por exemplo, a doutora Tu Youyou, em 2015, ganhou o prêmio Nobel de medicina, por provar que a planta artemísia, com seu componente artemisina, tem ação potente contra a malária.

ÁFRICA

A África tem a ancestralidade das plantas medicinais que vem de tempos muito antigos. Suas práticas fitoterápicas nativas no período colonial foram muito reprimidas. *O Papiro Ebers* (1.500 a.C.), um dos textos médicos mais antigos, fala sobre mais de 870 receitas e fórmulas e 700 plantas medicinais. Existem ainda outros textos que confirmam o uso de plantas medicinais que curam há milênios, desde casos de dores de cabeça até mordida de crocodilos. A papoula (*Papaver somniferum*) e a babosa (*Aloe vera*) têm suas primeiras descrições nesses textos africanos antigos.

A arte médica africana baseou e fundamentou toda a Medicina Tradicional Grega e Romana, e também levou informações para o mundo árabe. Aqui está um de vários exemplos de que a África tem uma cultura riquíssima e influenciou todo o mundo de maneira positiva, apenas ignorantes e pessoas sem inteligência trazem o preconceito em seu coração.

O comércio entre Oriente Médio e África existe há pelo menos 3 mil anos. Esse comércio proporcionou várias trocas de informações, e a utilização de um maior número de plantas. Por exemplo, a mirra (*Commiphora molmol*), muito usada na Índia, é originária da Somália e da região do chifre da África.

Os povos nômades, como os berberes do Marrocos e o clã *topnaar* da Namíbia, têm tradições fitoterápicas que foram pouco afetadas pela medicina convencional.

Os berberes têm uma cultura mágico-religiosa em que a cura se deve ao afastamento de espíritos que são os causadores de doenças, e até mesmo da morte, sendo um *djin,* um espírito, a maior causa das doenças. E as plantas, quando são despertadas magicamente proporcionam a cura. Mas, se o paciente não ficar curado, isso será atribuído a uma maldição ou praga que foi lançada a esse moribundo.

Já o povo *topnaar* foi um pouco mais afetado pela cultura Ocidental e, mesmo assim, utiliza-se de muitas plantas medicinais nativas para o tratamento de doenças. Por exemplo, o talo de alga marinha (*Ecklonia maxima*) é torrado, misturado com vaselina ou gordura animal, e passado em ferimentos e queimaduras. O *Hoodia currorü*, um cacto baixo, é ingerido cru para combater tosse e resfriados.

Existem várias tribos na África, pois o continente é enorme. Uma das tribos mais conhecidas são os Masai, caçadores de leão, no qual o Laibon é o sacerdote espiritual. Ele que detém o conhecimento das ervas e atua de intermediário entre os masai e seu único Deus, Enkai.

Há, também, as plantas que são utilizadas muito em cerimônias mágico-religiosas, para proporcionar um estado alterado de consciência e conectar-se com o invisível. Um exemplo é a *kanna* (*Mesembryanthemum spp*), além do a *iboga* (*Tabernanthe iboga*), que são narcóticos, com reação muito parecida com o chá do daime, a ayuhasca e o vinho da Jurema, aqui no Brasil.

A África é um dos continentes que mais sofreram com a colonização europeia, principalmente com a colonização britânica, que segregou, modificou, matou e atrapalhou o desenvolvimento e a vida das tribos africanas. Isso fez com que vários médicos, governos e missionários cristãos, desde o século XV até boa parte do século XX, atacassem os tradicionais xamãs, espiritualistas e anciões de várias tribos, os quais eram considerados feiticeiros, na origem pejorativa da palavra, sendo a intenção dos britânicos eliminá-los. Os britânicos naquela época não tiveram a intenção de querer aprender, mas de destruir, colonizar e matar, por pura ganância e preconceito. Hoje, a situação evoluiu um pouco, até mesmo porque segregação racial é crime, e a medicina convencional não chegou a todo o continente. Com isso, a OMS tenta auxiliar e criar formas de ensino que ajudem a capacitar espiritualistas e chefes de tribos a utilizar a medicina simples e tradicional, encorajando muito os conhecimentos populares e uso de plantas medicinais.

Com os estudos de várias plantas africanas, principalmente pela vasta cultura e biodiversidade africana, existem plantas como a ameixeira-africana *(Pygeum africanum)*, excelente para tratamentos urinários, a árvore-de-salsicha *(Kigelia pinnata)*, para o tratamento de psoríase, e a suterlândia *(Sutherlandia frutensis)*, que tem uma atividade antitumoral.

OCEANIA

Um continente isolado com os aborígines há mais de 60 mil anos, onde se desenvolveu uma compreensão fantástica sobre plantas nativas e a vida. O eucalipto *(Eucalyptus globulus)* é originário da Austrália. Infelizmente, por causa da colonização europeia, muito da cultura aborígine também se perdeu no meio de tantas outras.

Como nas Américas e na África, provavelmente a saúde e a longevidade dos aborígines eram melhores que as dos europeus. Eles entendiam que o mundo espiritual desempenhava um grande papel em nosso planeta. Eles reforçavam que cada indivíduo tinha um propósito de vida entrelaçado com a energia de todos ao seu redor, familiares, amigos, a mata, os animais. Acreditavam que todos eram ligados por algo que eles não conheciam, com isso, em boa parte do seu tempo se dedicavam a rituais e contemplações da natureza. Eles usavam tratamentos médicos, religiosos e ritualísticos para manter a saúde e a longevidade. Aqui começaram os movimentos de mãos para imantação de energia, o famoso Reiki.

Todo conhecimento era passado oralmente de anciões, grandes xamãs, curandeiros, de pessoa para pessoa. Quando o europeu chegou à Austrália no século XVIII, foi algo desastroso, triste e cruel. Os aborígines foram explorados, abusados e expulsos de suas terras. A parte da população que não foi morta pelas doenças ocidentais acabou assassinada. O europeu não teve a curiosidade de saber de nada sobre os valores dessa cultura, apenas de tomar a região e dispersar as tribos. Com a morte dos anciões e a dispersão das tribos, a tradição aborígine foi se perdendo.

Não existia tecnologia para se fazer metal nessa época, os aborígenis utilizavam decocções aquecendo a água com pedras quentes.

As plantas nativas australianas tornaram-se muito populares nos últimos anos. Para tratamento de furúnculos e sarna, eram utilizados banhos de catechu *(Acacia catechu)*; diarreia era tratada com quino (*Pterocarpus marsupium*) e eucalipto, que também era utilizado para a inalação, tratando problemas respiratórios, com a inalação das folhas.

Pesquisas atuais com a alstônia isolaram o alcaloide reserpina, que combate a hipertensão, sendo receitada tanto por fitoterapeutas como por médicos convencionais. Eucalipto e melaleuca (*Melaleuca alternifolia*) possuem óleos essenciais antissépticos; a centelha *(Centella asiática)* é usada para melhorar a circulação, principalmente dos membros inferiores.

Muitas plantas europeias, americanas e asiáticas foram introduzidas na Austrália e se adaptaram muito bem a esse continente.

A Medicina Tradicional Chinesa teve bastante impacto na cultura fitoterápica australiana. No século XIX, os chineses chegaram com suas fórmulas fitoterápicas e ganharam muitos adeptos. Em 1980, com a MTC, o uso das plantas renasceu com força na Austrália; com a prática regulamentada no país em 2012, o uso das plantas voltou ainda mais a ser estimulado.

América do Norte e Central

Na América do Norte e Central, as tradições resistiram muito à colonização europeia, apesar das chacinas ocorridas em tribos indígenas da região.

A extensão geográfica das Américas é abrangente, abrigando assim várias espécies de plantas, como a pimenta-caiena, malagueta, milho, cacau, girassol.

Na região da América Central, na tradição mexicana, acredita-se que a perda do equilíbrio entre os elementos frios e quentes provoque doenças, ao restabelecer esse equilíbrio a vitalidade retorna.

Toda a terapia da região central tem uma influência muito forte de incas, maias e astecas e, também, da cultura espanhola. O manuscrito *Badianus*, escrito pelo asteca Martin de la Cruz em 1552, tem 251 espécies mexicanas nativas; esse foi o primeiro livro de conhecimentos de botânica americano.

Nas ilhas caribenhas e Cuba, os costumes médicos e religiosos têm muita influência das culturas nago e iorubá (África Ocidental, grupos étnicos da Nigéria), vindas dos negros que foram escravizados e vendidos na Costa dos Escravos, trazidos em grande parte para a América Central e América do Sul. Por isso, as plantas são valorizadas por suas propriedades médicas e por seu poder mágico. Aqui começou o nascimento de religiões como a Santeria e o Vodu, na região.

No Norte, a fitoterapia é muito ligada à terra, ao reino animal e vegetal, envolvendo conhecimentos botânicos e de rituais mágicos. Os nativos norte-americanos acreditavam e acreditam que doenças mais graves acontecem porque algo maligno tomou, infectou a alma. O papel do xamã (sacerdote espiritual) é curar a dimensão física (material) e espiritual da doença. Enquanto a alma do doente não ficar livre dessa obsessão dos maus espíritos, o paciente não é considerado curado. As cerimônias xamânicas usam cantos, danças, tambores, aspersão de cinzas ou água, além da utilização do fumo. Em algumas tribos há utilização de alucinógenos, que fazem a alteração de consciência, como o peiote (*Lophophora Williamsii*), que leva o xamã até o mundo espiritual para curar o indivíduo.

Todas as culturas nativas das Américas acreditam que as plantas têm energia espiritual, alma, por isso possuem poderes mágicos. Assim, devem ser utilizadas com muito cuidado, tanto podendo adoecer uma pessoa como curá-la. Aqui, vamos apenas falar sobre a cura.

O tabaco era utilizado de uma forma sagrada, jogado nas fogueiras como oferenda, nas plantações, na água, e era oferecido ao Grande Espírito para trazer fertilidade, saúde e grandes caçadas. Era a forma de preencher o ar com a energia sagrada das plantas, com isso, fazer uma troca de energia entre o mundo espiritual e material. A fumaça do tabaco subia aos céus para levar a mensagem ao Grande Espírito e ele respondia com chuvas, farta pescaria, ótimas caçadas, bons filhos e protegendo dos perigos.

Os primeiros colonos que chegaram à América do Norte no século XVII fizeram como na Austrália, África, América do Sul e Central, e impactaram a vida local, tentando exterminar e mudar a cultura.

Por volta do século XVIII, Samuel Thomson desenvolveu um sistema terapêutico simples, com base nas práticas terapêuticas nativas norte-americanas. Ele acreditava que toda doença era causada pelo frio, com isso criou métodos com uso de purgantes vegetais, estimulantes eméticos, uso de plantas que auxiliavam na sudorese e banhos de vapor.

Na década de 1830, o Dr. Wooster Beech questionou o que Thomson afirmava, dizendo que tudo era muito simplista, procurando as menores doses possíveis para curar doenças; a esse processo denominou-se Ecletismo.

Depois, surgiu o Fisiomedicalismo, que procurava harmonizar os tecidos orgânicos com a força vital.

Em 1907, as terapias naturais foram proibidas nos Estados Unidos, limitando o apoio financeiro. Isso aconteceu por causa da medicina convencional (indústria farmacêutica). Com isso, tanto nos Estados Unidos como no Canadá as terapias naturais ficaram marginalizadas.

América do Sul

As terapias naturais sempre fizeram parte dos povos indígenas brasileiros, e de todos os nativos da América do Sul, em virtude das grandes selvas tropicais dos territórios. Os nativos utilizavam e ainda utilizam grande parte dessa biodiversidade de plantas em rituais xamânicos, na cura física e espiritual, também na caça.

A utilização das plantas é muito parecida com a dos índios norte-americanos. Os nativos acreditavam na força das plantas, da Natureza, e que as plantas também possuem espírito e as doenças são ocasionadas por espíritos maldosos. A cura é igualmente realizada por um xamã ou pajé, que são os mestres das ervas e também dos conhecimentos médicos-espirituais; eles são os sacerdotes espirituais e curandeiros da tribo. Muitas plantas são utilizadas como alteradoras de consciência, para acessar o mundo espiritual e buscar a cura, como o cipó-mariri (*Banisteriopsis caapi*) e a chacrona (*Psycchotria viridis*). O uso do rapé, tabaco moído com outras sementes, era realizado aspergindo-se na narina, auxiliando na baixa da pressão, resfriar o corpo e para retirar do corpo o que está fazendo mal, provocando vômito, diarreia e desligando o espírito ruim e as energias negativas grudadas no enfermo. As folhas de coca eram mastigadas para aumentar a resistência física (*Erythroxylum coca*), e como analgésicos e sedativos.

As Américas tiveram muita influência dos europeus, principalmente de portugueses e espanhóis, que, além da pilhagem de ouro e ervas médicas, devastaram várias culturas nativas da região. Ademais, trouxeram doenças e uma tentativa de catequização e doutrinação do povo. Hoje, ainda existem tribos que atuam apenas com terapias naturais e com conhecimento popular, porque, diferentemente de outros lugares, aqui na América do Sul, em especial no Brasil, essas terapias nunca foram proibidas.

Para finalizar este capítulo, que fala sobre o que as colonizações fizeram em vários continentes, vou deixar mensagem de um Grande Mestre, Sr. João Caveira:

"Nações ditas de primeiro mundo negociam vidas como se estivessem negociando papel, é isso que acontece nas guerras. É o ego falando mais alto, é a intolerância e a soberba de mostrar quem tem razão".

"Aceite-se, Ame-se e floresça."
(Pombagira do Ouro)

Considerações Finais e Agradecimentos

Enfim, chegamos ao final deste livro. Para você que leu e chegou até aqui, meus sinceros agradecimentos e sinta-se abraçado pela Mãe Natureza, nossa saudosa Jurema.

De tudo que está escrito aqui, nada é inovação ou algo oculto. É o simples olhar de um menino que se encontrou e acordou, abrindo os olhos para o Mundo dos Vegetais e para a Magia das Ervas. E todos têm essa capacidade de enxergar com seus próprios olhos a beleza da vida, basta dedicação, seriedade, responsabilidade e, claro, muito amor no coração e bom senso.

Espero que aqui não seja o fim, mas o começo de muito estudo a todos que leram o livro. Usem-no como mais um instrumento de estudo. A verdade não é absoluta e entendemos que ela está fragmentada em vários pedacinhos para facilitar nosso entendimento. O Mundo Vegetal é a linha do conhecimento que ajuda a nos desvencilharmos das amarras do ego, do orgulho e principalmente da ignorância. São as plantas com seu verde exuberante que nos mostram que não é preciso falar em palavras para se comunicar, mas exalar perfume e sentimento para que todos sintam, e sejam confortados pelo Amor Divino do Conhecimento.

Sempre deixe a curiosidade e a vontade de querer aprender mais em sua vida. Não acredite nunca que você sabe tudo, porque isso vai colocar a venda da ignorância em seus olhos e não vai deixar você adquirir mais conhecimento.

Este livro veio com o objetivo de curar por meio do conhecimento. Espero ter ajudado, nem que ao menos um pouco, neste seu caminho, que tenho certeza de que vai ser lindo e recheado de muitas flores, folhas e frutos.

As plantas estão presentes em nossas vidas. Deus nos deu Sua Misericórdia e Seu Amor por intermédio do verde das florestas, mostrando que Ele tem Fé de que a humanidade pode melhorar e se aprimorar. Elas são a junção do éter com a matéria, do antigo com o contemporâneo e o que nos abre os olhos para a verdade da vida.

Nós somos Templos Divinos e também um Espírito Ancestral, que pode se conectar com tudo e todos. Somos nós que escolhemos para onde queremos caminhar e com quem queremos compartilhar tudo, essa é a Lei do Livre-Arbítrio e do Amor Divino. Então, faça sua escolha com sabedoria e saiba que sempre, em qualquer lugar, em qualquer momento, mesmo que as coisas pareçam tão difíceis, tenha certeza de que o Amparo Divino sempre esteve e estará lá, basta você querer enxergar.

Quando começamos a ter uma visão e um olhar diferente para a vida, parecemos alienígenas e as pessoas nos olham como se tivéssemos enlouquecendo. Mas com o tempo isso vai diminuindo, pois vamos entendendo cada vez mais este mundo que habitamos e, claro, fazemos parte dessa natureza. Estamos em um momento de nos encontrarmos, e isso nunca vai sair de moda.

Cada página de nossa vida é um aprendizado que mais tarde pode ser um ensinamento. Todo xamã, antes de curar as pessoas, deve curar a si. Com isso, ele tem a facilidade e o verdadeiro poder mágico para curar o outro.

Agradeço a você, que se dedicou e chegou aqui. Isso é uma vitória sua e, com certeza, vai trazer muitos frutos à sua vida.

Em especial, gostaria de agradecer a todos os Mestres da Luz, encarnados e desencarnados, que estiveram juntos comigo para escrever e trazer um facilitador para o entendimento da Consciência Vegetal.

Ao Seu Capitão das Conchas, que começou a me incentivar na busca pelo conhecimento e me ajudou a me encontrar trabalhando com as plantas.

Ao Caboclo Ubiratã, Caboclo Rompe-Mato, Caboclo Tupi, Caboclo Tupinanguara, Caboclo Sete Léguas, ao Pai Antônio de Aruanda, Pai Benedito e a tantos que passaram, se identificaram ou não, para contribuir com este conhecimento que não é meu, mas de toda a humanidade, basta ter coração para sentir.

Obrigado aos Grandes Guardiões dos Mistérios, aos Exus e às Pombagiras que auxiliaram na comunicação.

Muito obrigado a todos, e vamos em frente como uma flecha lançada!

Axé!!! Okê Arô!!!

"Hoje é um dia especial, terminamos algo que estava para ser feito há muito tempo, fico feliz como todos que estão aqui no Céu, e fico mais feliz pela dedicação de cada um aí na Terra encarnado. Todos conseguem e podem ter acesso às bênçãos espirituais, só precisam querer, ter a vontade e o compromisso de se dedicar a servir e ser a Luz. Não precisa enganar, e muito menos se achar melhor que o outro, precisa apenas sentir a voz do Grande Espírito dentro do coração de vocês. Precisa apenas acreditar que as Forças Divinas circulam e estão ao lado de vocês a todo momento.

Okê Arô. Salve a força da Sagrada Jurema, a força da Mãe Gaia e o Espírito Ancestral de Deus e de Todos que vivem e escutam". (Caboclo Tupi e Forças da Natureza, psicografado em 13 de agosto de 2020, por Carlos Ramon S. Carneiro).

"A Terra e a Natureza pulsam Amor e Sabedoria, mas só vão escutar aqueles que querem. Essa é a Lei que o Grande Deus criou, ninguém vai ver, sentir ou saber aquilo que não quer. Para sentir a Espiritualidade e a Luz, por Lei, quem deve querer e dar o primeiro passo é você. Ninguém veio para escravizar e, muito menos, obrigar ninguém a nada. Mas o compromisso, se foi firmado, deve ser feito, não importa o tempo que demore.

Permita-se abrir os olhos e sentir as Forças Ancestrais e puras do Nosso Criador". (Jurema, Mãe Natureza, psicografado por Carlos Ramon S. Carneiro no dia 13 de agosto de 2020).

"Tudo o que foi escrito foi permitido e, claro, iniciado nas forças do Conhecimento. Nenhuma pedra rola na pedreira sem a permissão do Grande Espírito. Tudo vem no momento e na hora certa. Nada

aqui é novo ou oculto, é o olhar singelo e simples da Mata e das Forças Ancestrais. Escuta e, principalmente, sente quem se permite.

Deixe a Seiva e a Teia da Vida percorrerem e curarem seu corpo e seu espírito. Seja o que cada um veio para ser nesta terra, Luz. Viva com responsabilidade e Amor por tudo e por todos, sem discriminação e sem rancor". (Caboclo Tupinanguará, psicografado no dia 14 de agosto de 2020 por Carlos Ramon S. Carneiro).

"Para curar basta sentir. Para sentir tem que silenciar. Nada é novo, mas é um pedaço do que é a vida, simples e como deve ser. Seja aquilo que é, sem ficar de rodeio e achar que o mundo é negativo. Você é aquilo que você quer ver." (Caboclo Ubiratã, psicografado por Carlos Ramon S. Carneiro no dia 14 de agosto de 2020).

"Tenha sempre a sensação e a ciência de que você não sabe nada, é isso que vai estimular sua criatividade e a vontade de saber, isso vai motivar a criatividade e a vontade de aprender." (Zé do Campo Boiadeiro, psicografado por Carlos Ramon S. Carneiro no dia 15 de abril de 2020).

Bibliográfia

ALONSO, J. *Tratado de Fitomedicina*: Bases Clínicas y Farmacológicas. Buenos Aires: Isis; Ediciones SRL, 1998.
BALBACHAS, Alfonsas. *As Plantas Curam*. 11. ed. São Paulo: Editora Missionária A Verdade Presente, 1960.
BALUNAS, M. J.; KINGHORN, A. D. "Drug Discovery from Medicinal Plants". *Life Sciences*, 2005.
BARBOSA, R. I. *et al*. "Reproductive Phenology of the Main Tree Species in the Roraima Savana, Brazilian Amazon". *Ecotropica*, v. 18, 2012.
BIAZZI, S. E. *Saúde pelas Plantas*. 10. ed. São Paulo: Casa Publicadora Brasileira, 1996.
BRANDELLI, C. L. C. *et al*. "Indigenous Traditional Medicine: in Vitro Anti-giardial Activity of Plants Used in the Treatment of Diarrhea". *Parasitology Research*, v. 104, 2009.
BRASIL. Ministério da Saúde. *Formulário de Fitoterápicos*: Farmacopeia Brasileira. Brasília: Ministério da Saúde, 2001.
_____. Portaria n. 971, de 3 de maio de 2006. Aprova a Política Nacional de Práticas Integrativas e Complementares (PNPIC) no Sistema Único de Saúde. *Diário Oficial da União*, Brasília, 2006.
_____. Presidência da República. Decreto n. 5.813, de 22 de junho de 2006. Aprova a Política Nacional de Plantas Medicinais e Fitoterápicos, e dá outras providências. *Diário Oficial da União*, Brasília, 2006.
_____. Presidência da República. Decreto n. 3.189, de 4 de outubro de 1999. Fixa diretrizes para o Agente Comunitário de Saúde (ACS) e dá outras providências. *Diário Oficial da União*, Brasília, 1999.

BRUN, G. R.; MOSSI, A. J. "Caracterização química e atividade antimicrobiana do óleo volátil de pitanga (*Eugenia uniflora* L.)". *Perspectivas On-line: Biológicas & Saúde*, v. 34, 2010.
CAMARGO, A. *Rituais com Ervas*. 8. ed. [S. l.]: O Erveiro, 2019.
CARNEIRO, N. M. *Fundamentos da Acupuntura Médica*. Florianópolis: Sistema, 2001.
CARVALHO, C. B.; SILVEIRA, D. *Drogas Vegetais*: uma Antiga Nova Forma de Utilização de Plantas Medicinais. Brasília: MED, 2010.
CARVALHO, J. C.; ALMANCA, C. J. *Formulação de Prescrição Fitoterápica*. São Paulo: Atheneu, 2003.
CHEVALIER, A. *O Grande Livro das Plantas Medicinais*. São Paulo: Publifolha, 2016.
CROW, W. B. *Propriedades Ocultas*: Ervas e Plantas. São Paulo: Hemus, 1980.
DE PASQUALE, A. "Pharmacognosy: Oldest Modern Science". *Journal of Ethnopharmacology*, v. 11, p. 1-6, 1984.
ENOMOTO, J. *Auriculoterapia*. São Paulo: Ícone, 2013.
FONSECA, W. P. *Acupuntura Auricular Chinesa*. São Paulo: Andreoli, 2012.
GIMENES, B. J. *Fitoenergética*. 11. ed. Nova Petrópolis: Luz da Serra, 2020.
GRANDI, T. S. M. *Tratado das Plantas Medicinais, Mineiras, Nativas e Cultivadas*. Belo Horizonte: Adaequatio Estúdio de Criação, 2014.
GURIB-FAKIM, A. "Medicinal Plants: Traditions of Yesterday and Drugs Tomorrow". *Molecular Aspects of Medicine*, v. 27, n. 1, p. 1-93, 2006.
LIMA, P. T. R. *Bases da Medicina Integrativa*. 2. ed. Baueri: Manole, 2015.
MARTINS, E. I. S. *Atlas dos Pontos de Acupuntura*: Guia de Localização. São Paulo: Roca, 2011.
MATOS, F. J. A. *Farmácias Vivas*. 3. ed. Fortaleza: Editora da UFC, 1998.

_____. *Plantas Medicinais*: Guia de Seleção e Emprego de Plantas Usadas em Fitoterapia no Brasil. 3. ed. Fortaleza: Editora da UFC, 2007.

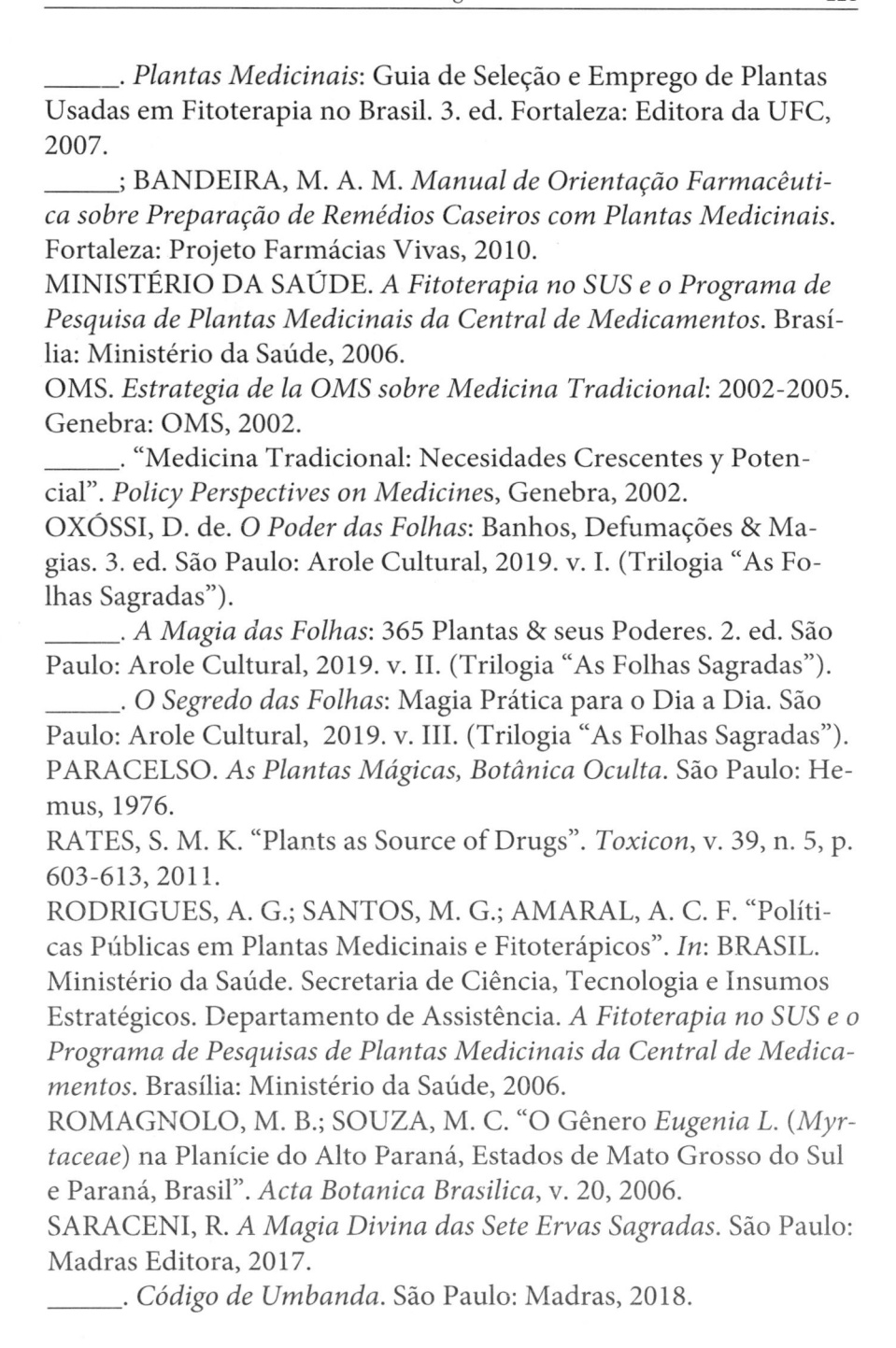

_____; BANDEIRA, M. A. M. *Manual de Orientação Farmacêutica sobre Preparação de Remédios Caseiros com Plantas Medicinais*. Fortaleza: Projeto Farmácias Vivas, 2010.

MINISTÉRIO DA SAÚDE. *A Fitoterapia no SUS e o Programa de Pesquisa de Plantas Medicinais da Central de Medicamentos*. Brasília: Ministério da Saúde, 2006.

OMS. *Estrategia de la OMS sobre Medicina Tradicional*: 2002-2005. Genebra: OMS, 2002.

_____. "Medicina Tradicional: Necesidades Crescentes y Potencial". *Policy Perspectives on Medicines*, Genebra, 2002.

OXÓSSI, D. de. *O Poder das Folhas*: Banhos, Defumações & Magias. 3. ed. São Paulo: Arole Cultural, 2019. v. I. (Trilogia "As Folhas Sagradas").

_____. *A Magia das Folhas*: 365 Plantas & seus Poderes. 2. ed. São Paulo: Arole Cultural, 2019. v. II. (Trilogia "As Folhas Sagradas").

_____. *O Segredo das Folhas*: Magia Prática para o Dia a Dia. São Paulo: Arole Cultural, 2019. v. III. (Trilogia "As Folhas Sagradas").

PARACELSO. *As Plantas Mágicas, Botânica Oculta*. São Paulo: Hemus, 1976.

RATES, S. M. K. "Plants as Source of Drugs". *Toxicon*, v. 39, n. 5, p. 603-613, 2011.

RODRIGUES, A. G.; SANTOS, M. G.; AMARAL, A. C. F. "Políticas Públicas em Plantas Medicinais e Fitoterápicos". *In*: BRASIL. Ministério da Saúde. Secretaria de Ciência, Tecnologia e Insumos Estratégicos. Departamento de Assistência. *A Fitoterapia no SUS e o Programa de Pesquisas de Plantas Medicinais da Central de Medicamentos*. Brasília: Ministério da Saúde, 2006.

ROMAGNOLO, M. B.; SOUZA, M. C. "O Gênero *Eugenia L*. (*Myrtaceae*) na Planície do Alto Paraná, Estados de Mato Grosso do Sul e Paraná, Brasil". *Acta Botanica Brasilica*, v. 20, 2006.

SARACENI, R. *A Magia Divina das Sete Ervas Sagradas*. São Paulo: Madras Editora, 2017.

_____. *Código de Umbanda*. São Paulo: Madras, 2018.

_____. *Doutrina e Teologia de Umbanda Sagrada*. São Paulo: Madras Editora, 2014.

SOUSA, M. et al. *Constituintes Químicos Ativos e Propriedades Biológicas de Plantas Medicinais Brasileiras*. 2. ed. Fortaleza: Editora da UFC, 2004.

SOUZA, L. K. H. et al. "Antifungal Properties of Brazilian Cerrado Plants". *Brazilian Journal of Microbiology*, v. 33, 2002.

SOUZA, M. P. *Tratado de Auriculoterapia*. São Paulo: Look, 1997.

STEHMANN, J. R. et al. *Plantas da Floresta Atlântica*. Rio de Janeiro: Instituto de Pesquisas Jardim Botânico do Rio de Janeiro, 2009.

VIEIRA, M. S. R. *Acupuntura e Medicina Integrativa*: Sabedoria Milenar, Ciência e Bem-estar. São Paulo: MG Editores, 2017.

WORLD HEALTH ORGANIZATION (WHO). Regional Office for the Western Pacific. *Research Guidelines for Evaluation the Safety and Efficacy of Herbal Medicines*. Manila: WHO, 1993.

MADRAS® Editora
CADASTRO/MALA DIRETA

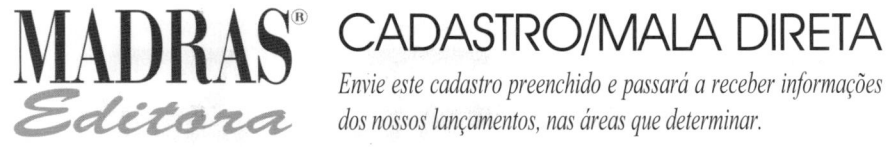

Envie este cadastro preenchido e passará a receber informações dos nossos lançamentos, nas áreas que determinar.

Nome _____
RG _____ CPF _____
Endereço Residencial _____
Bairro _____ Cidade _____ Estado _____
CEP _____ Fone _____
E-mail _____
Sexo ☐ Fem. ☐ Masc.   Nascimento _____
Profissão _____ Escolaridade (Nível/Curso) _____

Você compra livros:
☐ livrarias   ☐ feiras   ☐ telefone   ☐ Sedex livro (reembolso postal mais rápido)
☐ outros: _____

Quais os tipos de literatura que você lê:
☐ Jurídicos   ☐ Pedagogia   ☐ Business   ☐ Romances/espíritas
☐ Esoterismo   ☐ Psicologia   ☐ Saúde   ☐ Espíritas/doutrinas
☐ Bruxaria   ☐ Autoajuda   ☐ Maçonaria   ☐ Outros:

Qual a sua opinião a respeito desta obra? _____
_____

Indique amigos que gostariam de receber MALA DIRETA:
Nome _____
Endereço Residencial _____
Bairro _____ Cidade _____ CEP _____

Nome do livro adquirido: ***O Poder Oculto das Ervas***

Para receber catálogos, lista de preços e outras informações, escreva para:

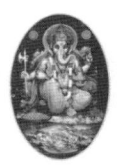

MADRAS EDITORA LTDA.
Rua Paulo Gonçalves, 88 – Santana – 02403-020 – São Paulo/SP
Tel.: (11) 2281-5555 — (11) 98128-7754
www.madras.com.br

MADRAS® Editora

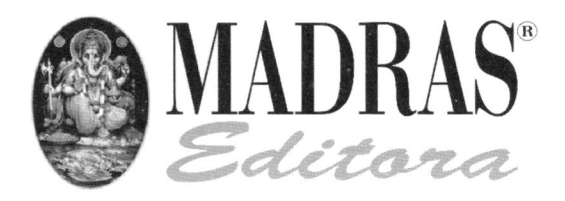

Para mais informações sobre a Madras Editora,
sua história no mercado editorial
e seu catálogo de títulos publicados:

Entre e cadastre-se no site:

www.madras.com.br

Para mensagens, parcerias, sugestões e dúvidas, mande-nos um e-mail:

marketing@madras.com.br

SAIBA MAIS

Saiba mais sobre nossos lançamentos,
autores e eventos seguindo-nos no facebook e twitter:

@madrased

/madraseditora